EENVOUDIG EN LEKKER

Heike Reith - Wolfgang Hubert

Vitaminedrinks

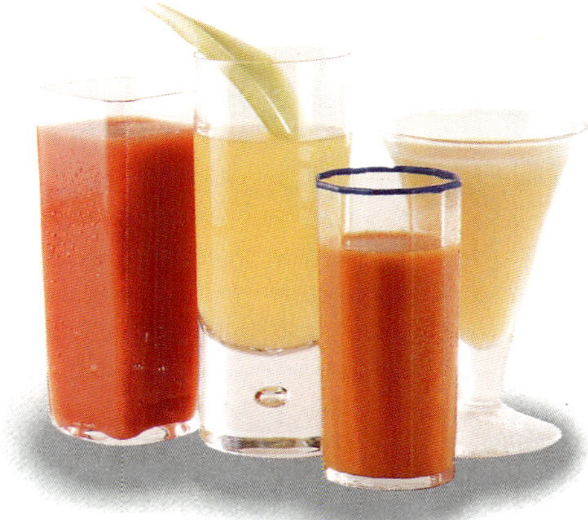

Deltas

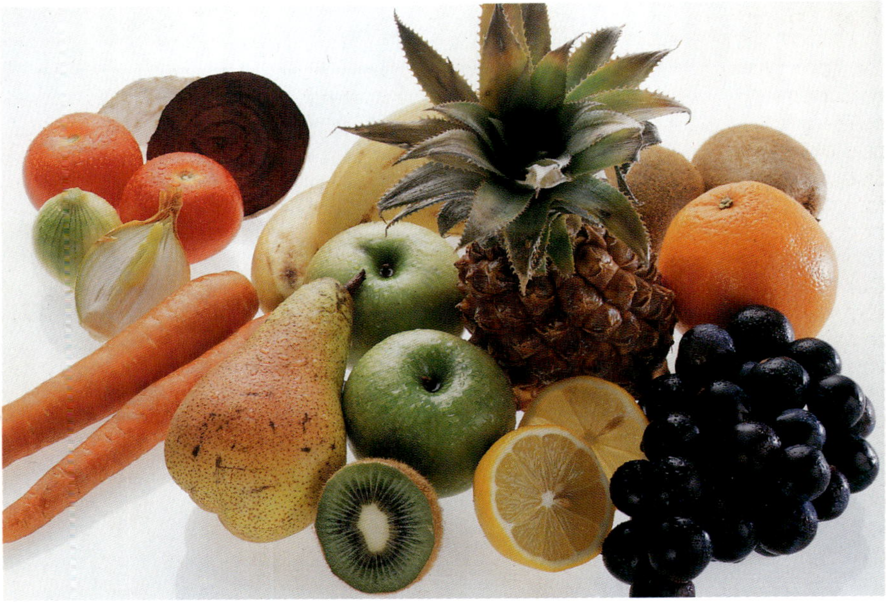

Inhoud

Voorwoord

De tijden veranderen. Waar gisteren barkeepers nog alcoholische heerlijkheden voor hun in smoking gestoken mannelijke gasten bereidden, is vandaag de dag een bont publiek bijeen.
Steeds meer regels op de barkaart worden ingenomen door fantasierijke, alcoholvrije creaties. In deze tijd van fitness en bewuste voeding mogen vitamine- en mineralendrankjes zich verheugen in een groeiende belangstelling.
Ook al komen bruistabletten en andere vitaminepreparaten sommige mensen voor als het toppunt van wijsheid, toch zijn ze niet nodig voor iemand die zich veelzijdig voedt met veel vers fruit en groenten. Ook het innemen van dit soort tabletten vereist omwille van de smaak vaak een flinke dosis zelfoverwinning. Wie zijn lichaam een kleine 'vitamine-stoot' wil geven, kan zich beter laten inspireren door de recepten op de volgende pagina's: met vruchten of groenten, ten dele met melkprodukten of met een scheut alcoholvrije wijn of sekt, kunnen in een handomdraai smakelijke en tegelijk gezonde dranken gemaakt worden. Deze vitamine- en mineralendrankjes kunt u uw gasten met een gerust hart voorzetten.
In de lijst met ingrediënten staan talloze suggesties voor de garnering genoemd: bonte rietjes, schijfjes citroen of kiwi, een trosje aalbessen, een bosje kruiden of een wortelspiraal geven de drankjes de finishing touch. Het oog wil tenslotte ook wat!
Sportlieden, zonaanbidders, rokers en liefhebbers van alcohol hebben meer vitaminen en mineralen nodig dan anderen. Met deze recepten zal dat geen probleem zijn. Dat gezond niet beslist smakeloos behoeft te zijn, wordt in dit boek wel overduidelijk aangetoond.
Boven de foto's staan de voornaamste ingrediënten van de betreffende drankjes aangegeven.
Een calorieëntabel staat niet vermeld omdat de dranken over het algemeen weinig energie leveren.

Proost!

Afkortingen:

EL	= eetlepel
TL	= theelepel
ml	= milliliter
cl	= centiliter
g	= gram
msp.	= mespunt

Alle recepten zijn, indien niet anders vermeld, berekend voor 1 persoon. De volgorde van de drankjes op de foto loopt parallel met de volgorde van de recepten op de andere bladzijde.

Vers sap – geen probleem

De hulpmiddelen

Wat in geen enkel huishouden meer ontbreekt, is de citruspers. Of die nu elektrisch of met de hand bediend moet worden, het blijft nog altijd de eenvoudigste manier om sinaasappels, citroenen en pompelmoezen uit te persen. Wie echter alle vruchte- en groentesappen wil proberen, heeft beslist een elektrische sapcentrifuge nodig.

Met een sapcentrifuge kunnen vrijwel alle groente- en fruitsoorten uitgeperst worden, maar voor rode vruchten en bananen is deze minder geschikt. Daarvoor kan beter een staafmixer of een elektrische mixer gebruikt worden.

Na het persen zijn de meeste, hier gesuggereerde, drankjes in een glas of met een elektrische mixer te bereiden. Een shaker, die longdrink- en cocktailliefhebbers meestal wel in huis hebben, is ook erg zinvol. Als alternatief voor een shaker kan ook een groot glas dienen, waarin de ingrediënten door elkaar geroerd kunnen worden met een large lepel.

En verder: groente- en fruitmesjes, snijplanken en maatbekers – meer is er niet nodig om de heerlijkste en daarbij ook nog de gezondste drankjes te bereiden.

Het marktaanbod

Sap van verse, rijpe groente- en fruitsoorten is natuurlijk het lekkerste. Net als bij cocktails luidt ook bij deze dranken het motto: alleen goede ingrediënten zorgen voor een optimaal-smakelijke drank.

Tegenwoordig zijn de meeste ingrediënten het hele jaar door verkrijgbaar dankzij import en -minder aanbevelenswaardig-kassen. Voor het gebruik van versgeperst perziksap in de winter, is het aan te bevelen de vruchten eerst te proeven. Een smaakneutrale vrucht is beslist nog geen garantie voor een lekker drankje. In geval van nood kan men beter zijn toevlucht nemen tot kant-en-klare sappen, omdat die niet afhankelijk zijn van het seizoen. Omwille van het milieu zijn sappen in statiegeldflessen natuurlijk aan te bevelen.

Er gaat echter niets boven vers geperst sap als dat gehaald wordt uit rijpe en aromatische produkten. In dat geval geven ze meestal ook het hoogste gehalte aan vitaminen en mineraalstoffen.

Wat betreft melk en melkprodukten staat het eenieder vrij om volle, halfvolle of magere melk en yoghurt te gebruiken. De niet-afgeroomde produkten zijn over het algemeen iets verfijnder van smaak.

Mineraalwater, dat natuurlijk niet mag ontbreken in dit boek, is het meest ongecompliceerde deel van de boodschappenlijst. Bewaar aangebroken flessen altijd in de koelkast, maar niet te lang omdat anders het koolzuurgehalte afneemt.

Kies groenten van de vollegrond; kasgroenten bevatten vaak een hoog nitrietgehalte. Ook waar het de smaak betreft, hebben vollegrondsgroenten veel voor op kasgroenten.

Het klaarmaken van het sap

Het simpelste is het maken van vruchtesap. Citroenen laten zich het gemakkelijkste met de hand of met de gebruikelijke citruspers uitpersen.

Rode vruchten en bananen kunnen, wanneer er geen speciaal apparaat ter beschikking is, het beste met een staafmixer, maar nog beter met een elektrische mixer gepureerd worden. Wordt er in een recept vermeld, dat de drank met rode vruchten met de mixer bereid moet worden, voeg dan eerst de rode vruchten toe, laat deze pureren en voeg dan pas de andere ingrediënten toe. Bij drankjes met banaan kan alles tegelijk bereid worden. Het is in ieder geval heel belangrijk om vóór het persen het fruit goed te wassen, ook al wordt het in de sapcentrifuge verwerkt.

Op die manier worden residuen van spuitmiddelen en schadelijke stoffen tot een minimum beperkt. Van groenten is over het algemeen iets meer nodig. Was alles in een ruime hoeveelheid water en houd het eventueel nog even onder de stromende kraan. Wordt de groente niet geschild, zoals bijvoorbeeld bij paprika het geval is, droog ze dan na het wassen goed af. Een waterig drankje smaakt nu eenmaal niet zo lekker. In hoeverre de ingrediënten geschild moeten worden, staat meestal wel vermeld in de gebruiksaanwijzing van de sapcentrifuge.

Het mixen

Wordt het drankje in een shaker bereid, gebruik dan een beetje ijs; in de regel worden drie ijsblokjes per drankje berekend. Naar smaak kan dat meer of minder zijn, maar niet teveel want anders gaat het ten koste van de smaak. Sluit dan de shaker en schud die ongeveer tien seconden stevig heen en weer. Schenk het drankje daarna door de op de shaker geschroefde zeef in een glas. Bij mixen met gepureerde vruchten moet de drank zonder zeven direct in het glas geschonken worden. Het bereiden in het glas is heel eenvoudig: doe er -vooral bij vruchtesappen- een beetje ijs bij, roer het geheel met een lange lepel goed door en klaar is de drank. Voor zover niet anders staat aangegeven, is het ook mogelijk om het sap boven een ander glas te zeven. De garnering, indien gewenst, kan tevoren klaargemaakt worden; hoe sneller de drank na bereiden wordt geserveerd des te beter is de smaak en bovendien neemt door lang staan het vitaminegehalte af.

Dranken met melk hebben de neiging te gaan vlokken als er zuurhoudende ingrediënten (b.v. vers citroensap) toegevoegd worden. Dat heeft geen enkele nadelige invloed op de smaak.

Versgeperst sap van andere zuur- en enzymhoudende vruchten past niet bij melk en melkprodukten. Consistentie en smaak van het mengsel hebben daar duidelijk onder te lijden. Bijzondere voorzichtigheid is geboden bij ananassap: gebruik daarvoor altijd een kant-en-klaarprodukt. Wees ook voorzichtig met kiwisap, waarvoor helaas geen kant-en-klaarprodukt op de markt is. Dranken met melk, melkprodukten en kiwisap moeten daarom onmiddellijk opgedronken worden en daarbij moet altijd rijp fruit gebruikt worden.

Een bowl, die normaalgesproken goed gekoeld gedronken moeten worden, kan gekoeld worden in de koelkast of met bevroren sap in de vorm van ijsblokjes. Daardoor wordt voorkomen dat de bowl waterig wordt en het ziet er bovendien mooier uit.

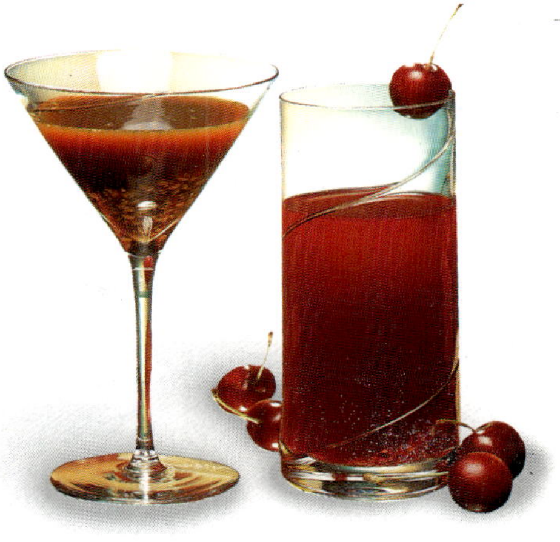

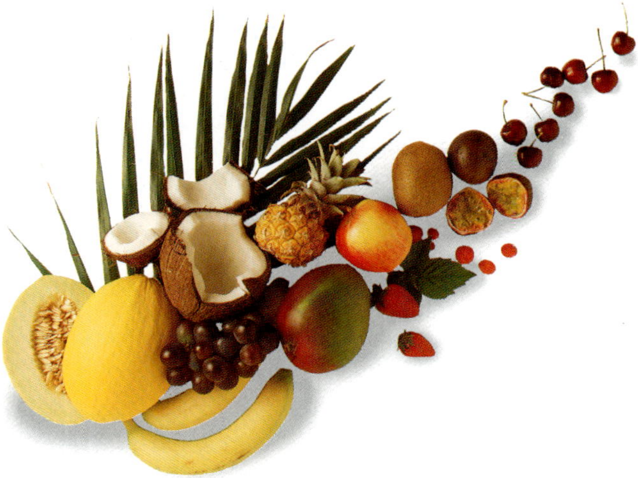

FRUITIGE VITAMINES UIT DE HELE WERELD

Al in het paradijs waren vruchten verleidelijk. Wat er op de volgende bladzijden staat beschreven, is ook verleidelijk, maar niet verboden. Geniet zonder gewetenswroeging van deze paradijselijke vruchten.

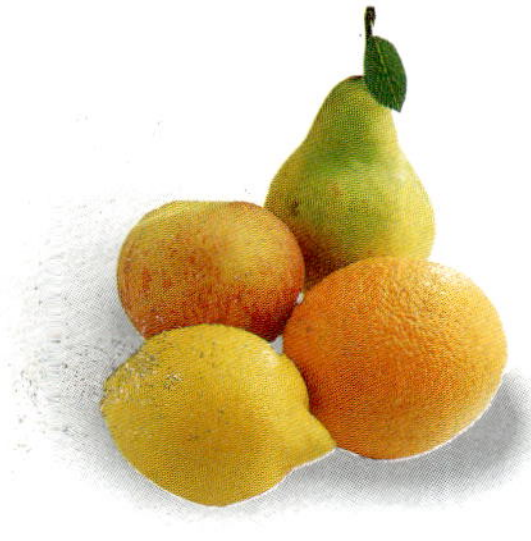

Dream team

8 cl sinaasappelsap
8 cl abrikozensap
2 cl citroensap
1 EL gehakte citroenmelisse
1/2 schijfje sinaasappel

De ingrediënten in een longdrinkglas door elkaar roeren en garneren met het schijfje sinaasappel.
(op de foto rechts: links)

Vruchtenbelevenis

100 g karnemelk
50 g frambozen
6 cl perziksap
1 TL gehakte pistachenoten

Karnemelk, frambozen en perziksap met de mixer flink mengen. In een longdrinkglas schenken en bestrooien met de pistachenoten.
(op de foto: midden)

Fruitflip

10 cl melk
8 cl druivesap
2 cl appelsap
1 TL ahornsiroop
1 eigeel
2 blauwe druiven

De ingrediënten met ijs flink schudden in een shaker. Boven een longdrinkglas zeven en met de druiven garneren.
(op de foto: rechts)

MET SINAASAPPEL MET KARNEMELK MET EIGEEL

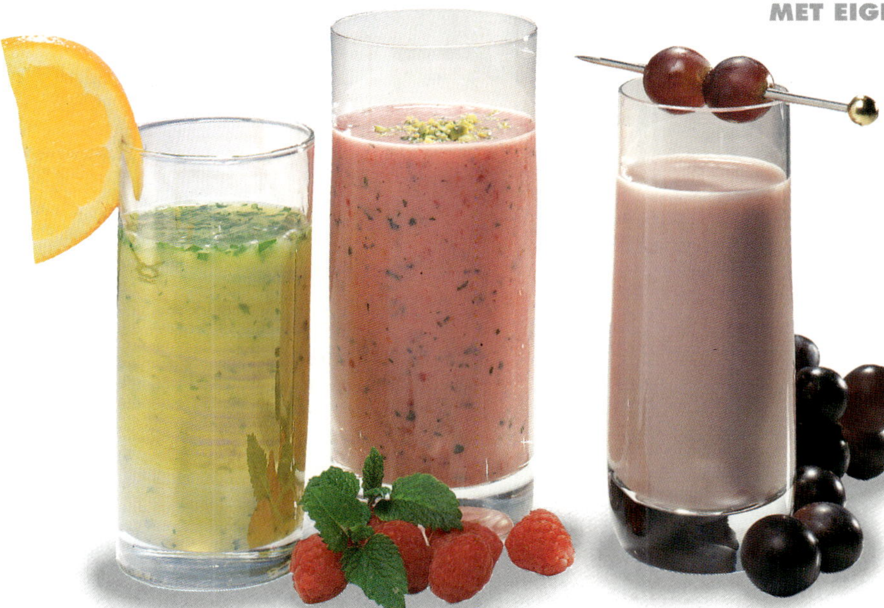

Crème orange

- 10 cl sinaasappelsap
- 5 cl vers geperst kiwisap
- 3 EL bananenpuree
- 1 TL geraspte hazelnoten
- 3 ijsblokjes
- 1 schijfje geschilde kiwi

De ingrediënten, behalve het schijfje kiwi, met het ijs in een longdrinkglas door elkaar roeren. Met het schijfje kiwi garneren.
(op de foto: linksboven)

Happy summer

- 8 cl sinaasappelsap
- 6 cl ananassap
- 4 cl perziksap
- 2 cl citroensap
- 3 ijsblokjes
- 2 halve schijfjes sinaasappel

Het sap met het ijs in een longdrinkglas door elkaar roeren. De schijfjes sinaasappel op het drankje leggen.
(op de foto: middenboven)

Noot-sinaasappel

- 14 cl sinaasappelsap
- 4 cl perziksap
- 1 EL bananenpuree
- 1 EL geraspte amandelen
- 2 schijfjes banaan

De ingrediënten met de mixer goed door elkaar roeren. In een longdrinkglas schenken en garneren met de schijfjes banaan.
(op de foto: rechtsboven)

Allerlei

- 8 cl sinaasappelsap
- 6 cl grapefruitsap
- 4 cl ananassap
- 1 cl citroensap
- 1 TL geraspte kokosnoot
- 3 ijsblokjes
- 1 schijfje ananas

De ingrediënten, behalve het schijfje ananas, in een shaker met ijs flink schudden. In een longdrinkglas schenken en het geheel garneren met de ananas.
(op de foto: linksonder)

Orange sunrise

- 14 cl sinaasappelsap
- 5 cl kersensap
- 1 cl citroensap
- 3 ijsblokjes
- 1 schijfje sinaasappel
- 2 kersen

Het sap met het ijs in een longdrinkglas goed door elkaar roeren. Garneren met het schijfje sinaasappel en de kersen.
(op de foto: middenonder)

Orange power

- 10 cl sinaasappelsap
- 4 cl perziksap
- 4 cl vers geperst kiwisap
- 1 EL geraspte walnoot
- 3 ijsblokjes
- 2 EL ananasstukjes

Sap en geraspte walnoot met ijs in een longdrinkglas goed door elkaar roeren. De stukjes ananas op het mengsel leggen.
(op de foto: rechtsonder)

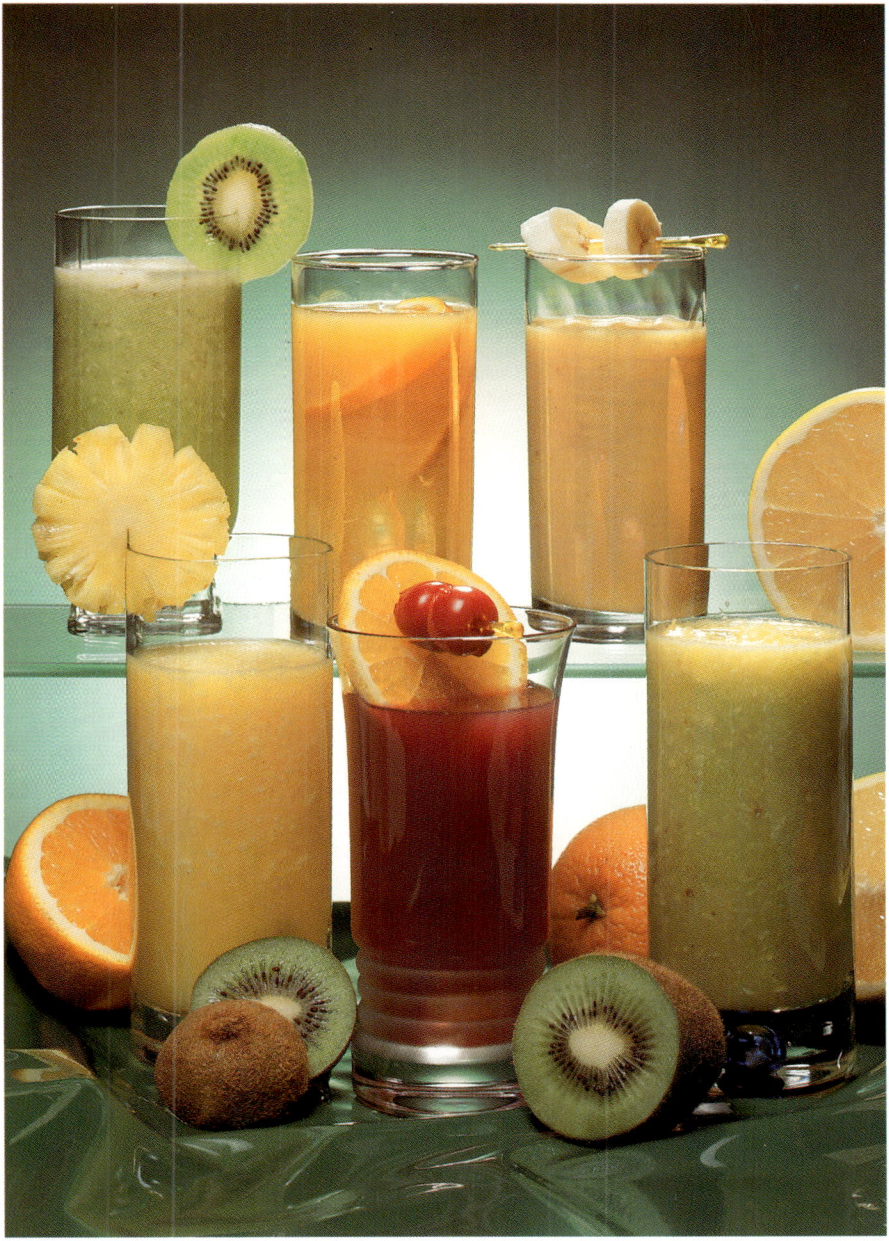

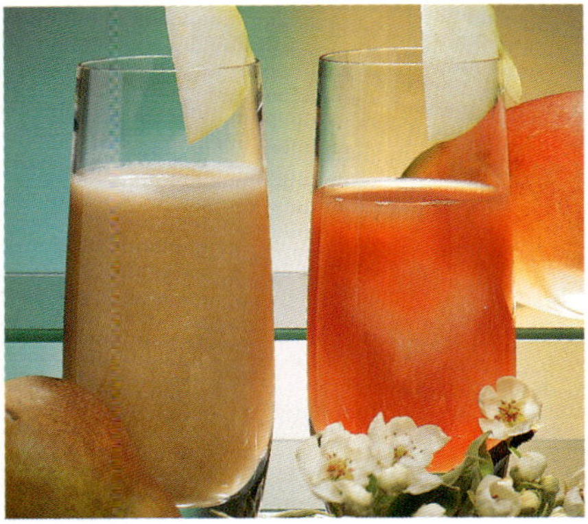

Super-peer

- 10 cl peresap
- 8 cl appelsap
- 1 EL bananenpuree
- 1 TL citroensap
- 1 EL geraspte hazelnoot
- 1 schijf peer

Het sap met de bananenpuree en de noten goed mengen met de mixer. In een longdrinkglas schenken en garneren met de schijf peer.
(op de foto: links)

Pear-tree

- 8 cl peresap
- 4 cl sinaasappelsap
- 4 cl mangosap
- 2 cl kersensap
- 1 TL citroensap
- 3 ijsblokjes
- 1 schijf peer

Het sap in de shaker met ijs flink schudden. Boven een longdrinkglas zeven en garneren met de schijf peer.
(op de foto: rechts)

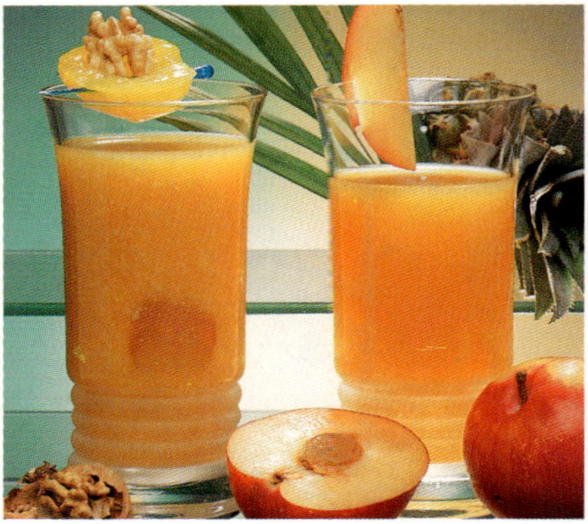

Abrikozen-noten

- 15 cl abrikozensap
- 5 cl sinaasappelsap
- 1 EL geraspte walnoot
- 3 ijsblokjes
- 1 halve abrikoos
- 1 stuk walnoot

De ingrediënten met wat ijs door elkaar roeren in een longdrinkglas. De abrikoos aan een prikker steken en het stuk walnoot erop leggen.
(op de foto: links)

Summer variation

- 10 cl abrikozensap
- 6 cl nectarinesap
- 4 cl ananassap
- 1 TL citroensap
- 3 ijsblokjes
- 1 schijfje nectarine

Het sap met ijs flink schudden in een shaker. Boven een longdrinkglas zeven en garneren met het schijfje nectarine.
(op de foto: rechts)

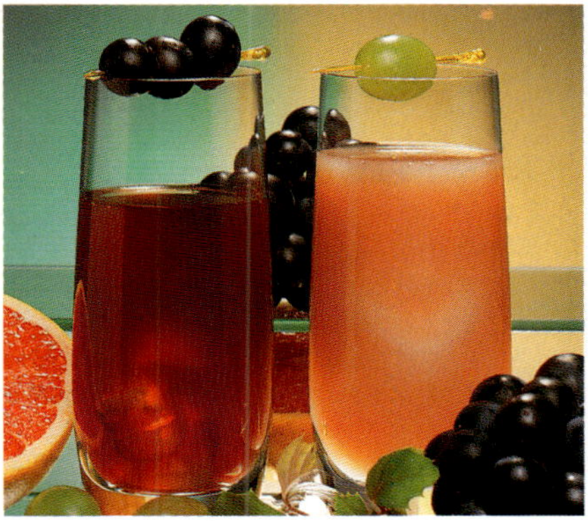

Fresh hit

- 15 cl rood druivesap
- 5 cl roze grapefruitsap
- 3 ijsblokjes
- blauwe druiven

Het sap met ijs roeren in een longdrinkglas. Garneren met de druiven.
(op de foto: links)

Tip:
Wie de drink liever iets zoeter heeft, kan er 1 theelepel ahornsiroop doorroeren; degene die van pittiger houdt, neemt geel grapefruitsap in plaats van roze.

Druivencrème

- 14 cl rood druivesap
- 6 cl gepureerde bananen
- 1 TL citroensap
- 1 witte druif

De ingrediënten kort mengen met de mixer. In een longdrinkglas schenken en garneren met de druif.
(op de foto: rechts)

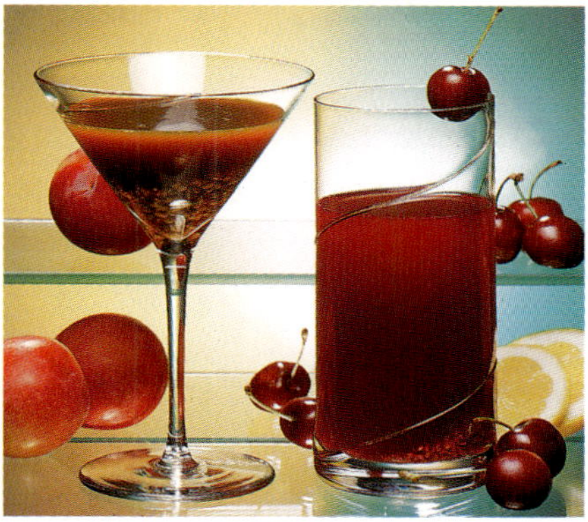

Pruimencocktail

- 4 cl pruimesap
- 2 cl abrikozensap
- 3 ijsblokjes
- 1 TL fijn gehakte tarwekiemen

Het sap met ijs flink schudden in de shaker, boven een cocktailglas zeven en de tarwekiemen eroverheen strooien.
(op de foto: links)

Tip:
Deze longdrink is een echte party-hit.

Mirabellendrink

- 15 cl mirabellensap
- 5 cl kersensap
- 1 TL citroensap
- 3 ijsblokjes
- 1 EL fijngehakte haverkiemen
- 1 kers

De ingrediënten in een longdrinkglas door elkaar roeren met ijs naar behoefte. Met de kers garneren.
(op de foto: rechts)

Citrus speciaal

- 10 cl grapefruitsap
- 6 cl sinaasappelsap
- 1 TL ahornsiroop
- 3 ijsblokjes
- 4 cl mineraalwater
- 1 schijfje grapefruit

Sap en siroop met het ijs door elkaar roeren in een longdrinkglas. Het mineraalwater erbij schenken en even doorroeren. Garneren met de grapefruit.
(op de bovenste foto: links)

Grapefruit-star

- 10 cl grapefruitsap
- 6 cl sinaasappelsap
- 2 cl ananassap
- 2 EL geraspte kokosnoot
- 3 ijsblokjes
- 1 schijfje sinaasappel

Het sap met de geraspte kokosnoot en het ijs goed door elkaar roeren in een longdrinkglas. Garneren met de schijf sinaasappel.
(op de bovenste foto: midden)

Citrus-variatie

- 8 cl grapefruitsap
- 6 cl sinaasappelsap
- 2 cl appelsap
- 1 EL bananenpuree
- 1 EL geraspte hazelnoten
- 1 schijfje sinaasappel

Sap, bananenpuree en noten met de mixer mengen, in een longdrinkglas schenken en garneren met de schijf sinaasappel.
(op de bovenste foto: rechts)

Big apple

- 8 cl appelsap
- 6 cl sinaasappelsap
- 4 cl ananassap
- 2 cl citroensap
- 3 ijsblokjes
- 1 schijfje appel

Het sap met het ijs flink schudden in de shaker. Zeven boven een longdrinkglas en garneren met het schijfje appel.
(op de onderste foto: links)

Red apple

- 15 cl appelsap
- 5 cl bloedsinaasappelsap
- 3 ijsblokjes
- 1 schijfje sinaasappel

Het sap met wat ijs door elkaar roeren in een longdrinkglas. Garneren met de schijf sinaasappel.
(op de onderste foto: midden)

Bitter apple

- 12 cl appelsap
- 4 cl grapefruitsap
- 3 ijsblokjes
- 4 cl mineraalwater
- 1 schijfje grapefruit

Het sap met ijs in een longdrinkglas door elkaar roeren. Mineraalwater erbij schenken, even omroeren en garneren met het schijfje grapefruit.
(op de onderste foto: rechts)

MET GRAPEFRUIT

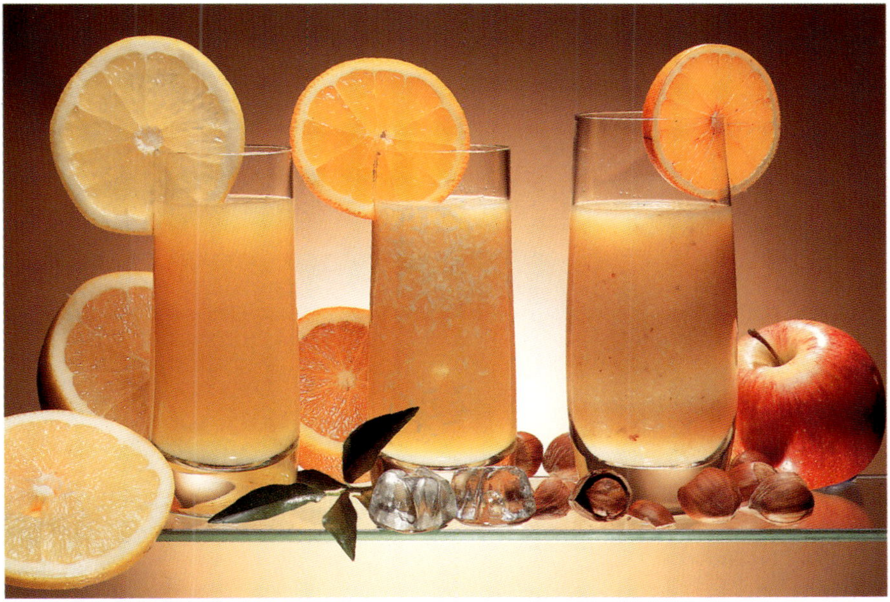

MET APPEL

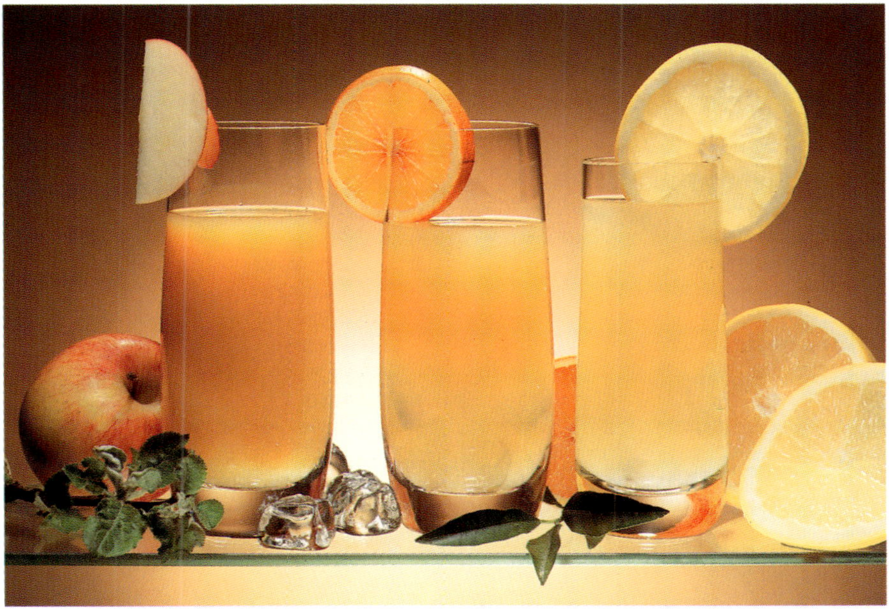

Hawaii speciaal

- 8 cl ananassap
- 6 cl sinaasappelsap
- 4 cl roze grapefruitsap
- 2 cl mangosap
- 3 ijsblokjes
- 1/8 schijfje ananas

Het sap met ijs flink schudden in een shaker. Zeven boven een longdrinkglas en garneren met het schijfje ananas.
(op de foto: linksboven)

Short pineapple

- 4 cl ananassap
- 2 cl vers geperst kiwisap
- 3 ijsblokjes
- enige stukjes ananas

De ingrediënten, behalve de stukjes ananas, met het ijs schudden in een shaker. Boven een cocktailglas zeven. Garneren met de stukjes ananas.
(op de foto: midden boven)

Crazy pineapple

- 10 cl ananassap
- 6 cl abrikozensap
- 4 cl sinaasappelsap
- 1 cl citroensap
- 1 EL gehakte citroenmelisse
- 3 ijsblokjes

Alle ingrediënten met het ijs goed roeren in een longdrinkglas.
(op de foto: rechtsboven)

Summer morning

- 8 cl ananassap
- 6 cl perziksap
- 6 cl sinaasappelsap
- 1 EL gemalen amandelen
- 3 ijsblokjes
- 1/4 schijfje ananas

Het sap met de amandelen en een beetje ijs goed door elkaar roeren in een longdrinkglas. Met het schijfje ananas garneren.
(op de foto: linksonder)

Sweeter than ...

- 12 cl ananassap
- 6 cl sinaasappelsap
- 1 cl citroensap
- 1 EL geraspte kokos
- 3 ijsblokjes
- 1 schijfje kokos

Het sap met de geraspte kokos en het ijs goed door elkaar roeren in een longdrinkglas. Met het schijfje kokos garneren.
(op de foto: middenonder)

Florida fruit

- 8 cl ananassap
- 4 cl sinaasappelsap
- 4 cl grapefruitsap
- 2 cl citroensap
- 1 EL ahornsiroop
- 3 ijsblokjes
- 1/4 schijfje ananas

Het sap en de siroop met het ijs flink schudden in een shaker. Zeven boven een longdrinkglas en garneren met het schijfje ananas.
(op de foto: rechtsonder)

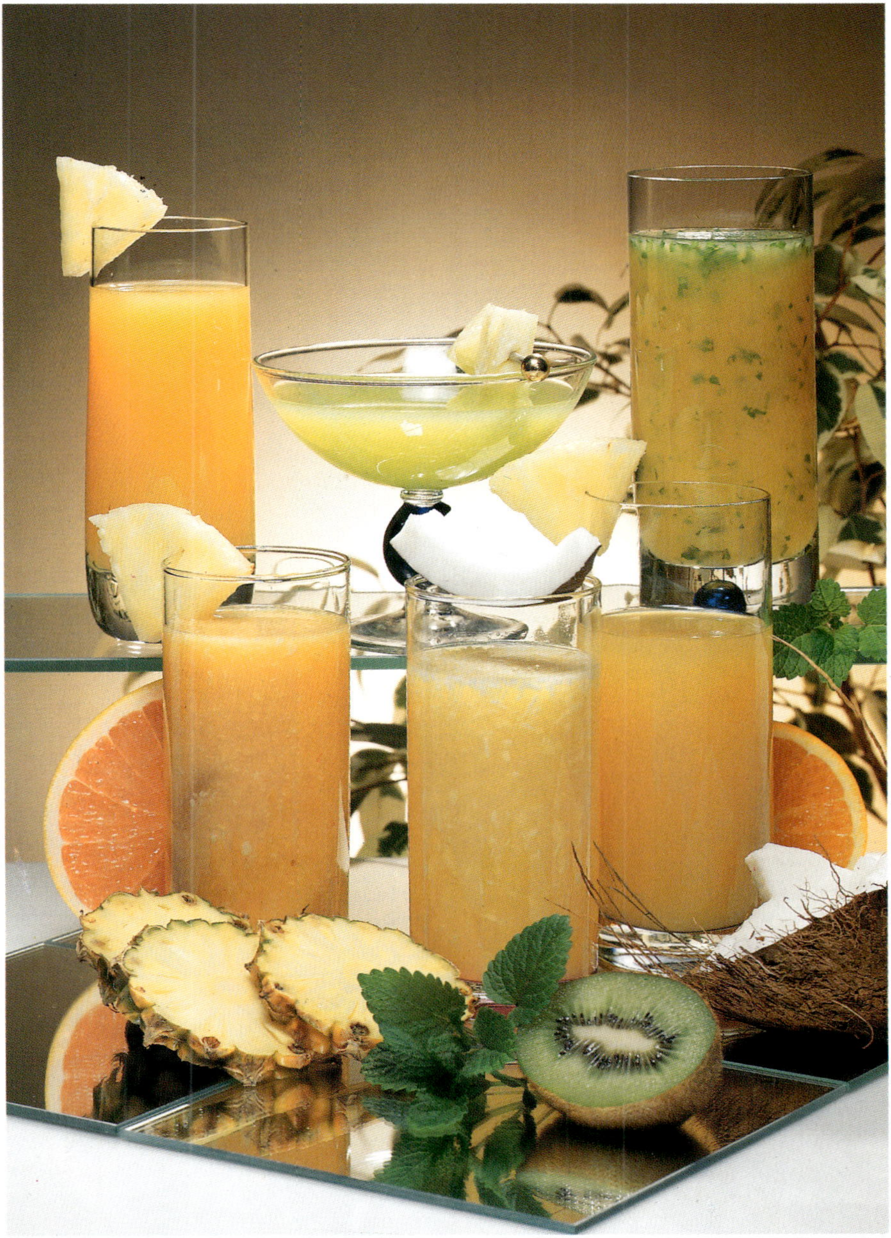

Sprankelende kiwi

- 10 cl vers geperst kiwisap
- 1 EL geraspte kokos
- 1 TL honing
- 3 ijsblokjes
- 10 cl mineraalwater

Het kiwisap, de geraspte kokos, de honing en het ijs goed door elkaar roeren in een longdrinkglas. Aanvullen met mineraalwater en even omroeren.
(op de foto: linksboven)

Greachy

- 13 cl perziksap
- 6 cl grapefruitsap
- 1 cl ahornsiroop
- 3 ijsblokjes
- 1 schijfje perzik

Het sap en de siroop met ijs flink schudden in een shaker. Overschenken in een longdrinkglas en garneren met het schijfje perzik.
(op de foto: midden boven)

On the beach

- 10 cl perziksap
- 4 cl sinaasappelsap
- 4 cl ananassap
- 2 cl citroensap
- 1 EL fijngehakte citroenmelisse
- 3 ijsblokjes

De ingrediënten met het ijs flink schudden in een shaker en in een longdrinkglas schenken.
(op de foto: rechtsboven)

Kiwi speciaal

- 10 cl vers geperst kiwisap
- 5 cl perziksap
- 5 cl sinaasappelsap
- 3 ijsblokjes
- 1 schijfje kiwi

Het sap met het ijs goed door elkaar roeren in een longdrinkglas. Garneren met het schijfje kiwi.
(op de foto: linksonder)

Winterweerstand

- 8 cl vers geperst kiwisap
- 6 cl appelsap
- 3 ijsblokjes
- 6 cl mineraalwater
- 1 schijfje kiwi

Het sap met het ijs goed door elkaar roeren in een longdrinkglas. Met mineraalwater aanvullen en even doorroeren. Garneren met het schijfje kiwi.
(op de foto: middenonder)

Peach wonder

- 10 cl perziksap
- 6 cl vers geperst kiwisap
- 4 cl sinaasappelsap
- 3 ijsblokjes
- 1 schijfje kiwi

Het sap met het ijs goed door elkaar roeren in een longdrinkglas. Garneren met het schijfje kiwi.
(op de foto: rechtsonder)

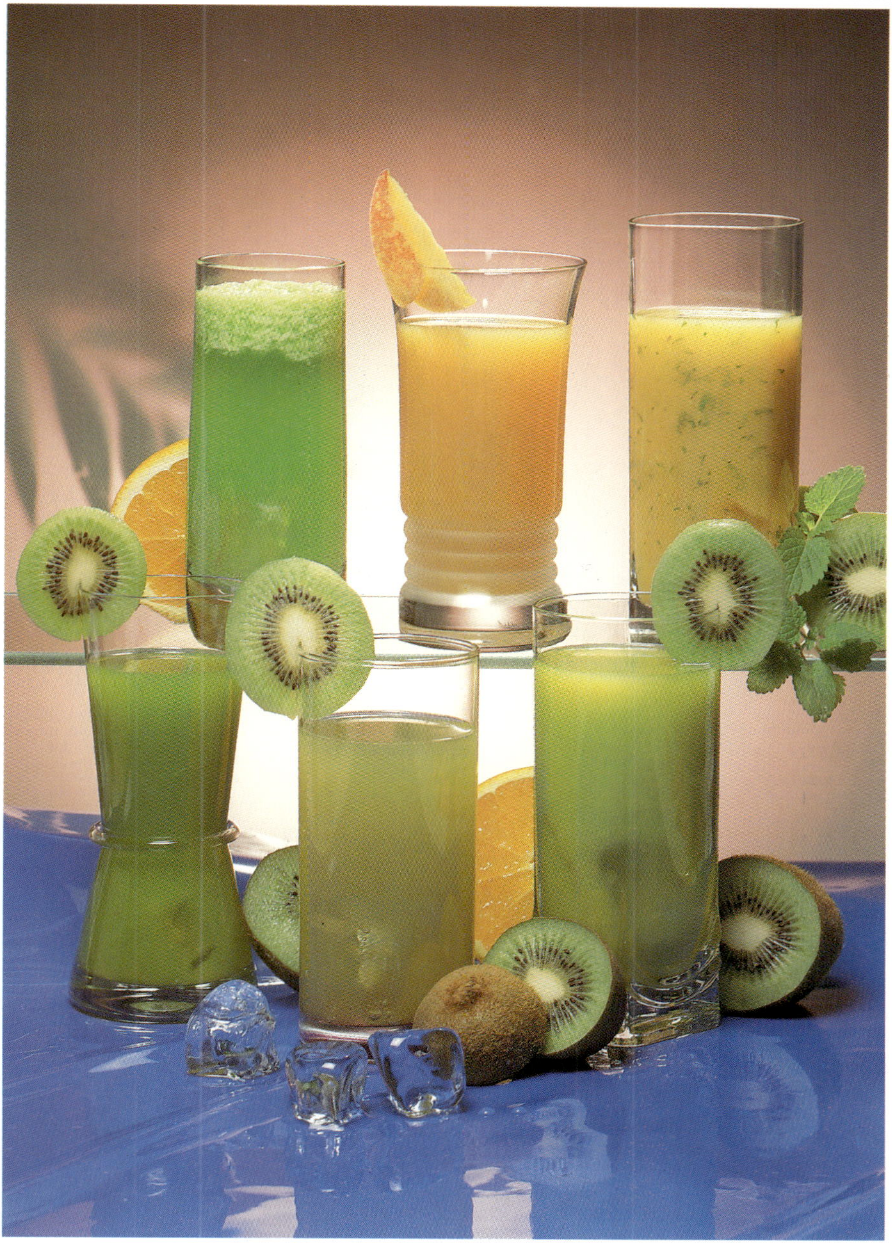

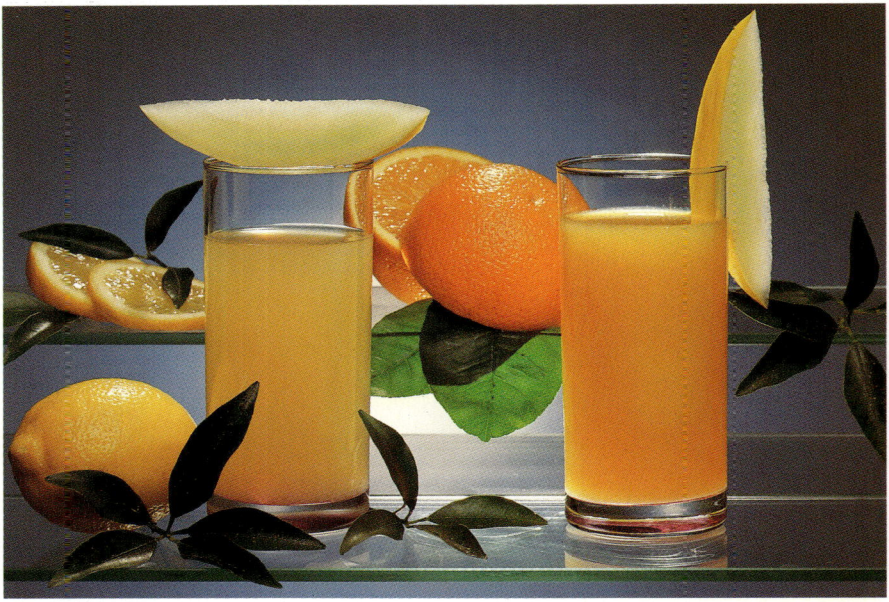

Swinging melon

15 cl honingmeloensap
5 cl appelsap
3 ijsblokjes
1 schijfje meloen

Het sap met het ijs flink schudden in een shaker. Zeven boven een longdrinkglas en garneren met het schijfje meloen.
(op de foto: links)

Tip:
Houdt u meloensap over dan kunt u dit invriezen en op elk gewenst moment alsnog gebruiken. U kunt het sap ook in de vorm van ijsblokjes invriezen en eventueel gebruiken in een bowl.

Meloen-mix

10 cl honingmeloensap
10 cl sinaasappelsap
1 cl citroensap
1 TL ahornsiroop of 2 TL honing
3 ijsblokjes
2 schijfjes meloen

Het sap en de siroop met het ijs flink schudden in een shaker. Zeven boven een longdrinkglas en garneren met de schijfjes meloen.
(op de foto: rechts)

Tip:
Houdt u van iets zoeter, laat dan het citroensap weg.

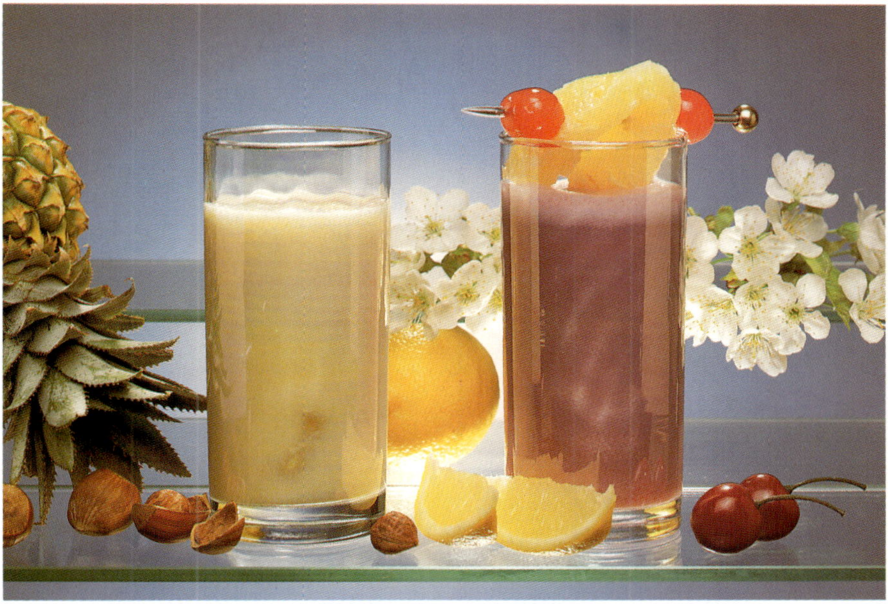

Summer in the city

- 10 cl ananassap (kant-en-klaar)
- 1 cl citroensap
- 1 EL gepureerde banaan
- 2 EL geraspte kokos
- 1 EL gemalen hazelnoot
- 4 cl room
- 2 ijsblokjes

Alle ingrediënten goed mengen met de mixer. Overschenken in een longdrinkglas en eventueel garneren met schijfjes kokos.
(op de foto: links)

Pink dune

- 16 cl ananassap (kant-en-klaar)
- 4 cl kersensap
- 2 cl room
- 3 ijsblokjes
- 1 EL gehakte walnoot
- 1 schijfje ananas
- 2 kersen

Het sap met de room en de ijsblokjes flink roeren met de mixer. Zeven boven een longdrinkglas, de gehakte walnoot toevoegen en kort doorroeren. Met de ananas en de kersen garneren.
(op de foto: rechts)

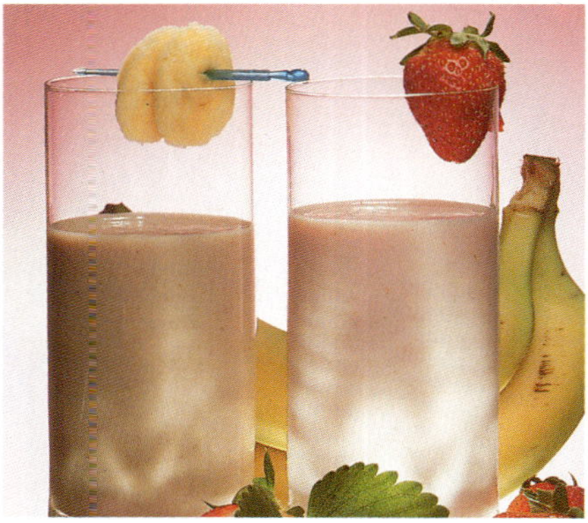

Red bananas

- 3 EL gepureerde banaan
- 4 cl kersensap
- 12 cl melk
- 2 ijsblokjes
- 2 schijfjes banaan

De ingrediënten met ijs flink schudden in een shaker en daarna in een longdrinkglas schenken. Garneren met de schijfjes banaan.
(op de foto: links)

Aardbeien-amandelmelk

- 4 EL gepureerde aardbeien
- 1 EL gemalen amandelen
- 12 cl melk
- 2 ijsblokjes
- 1 aardbei

De aardbeipuree, de amandelen en de melk met de ijsblokjes in een longdrinkglas goed door elkaar roeren. Met de aardbei garneren.
(op de foto: rechts)

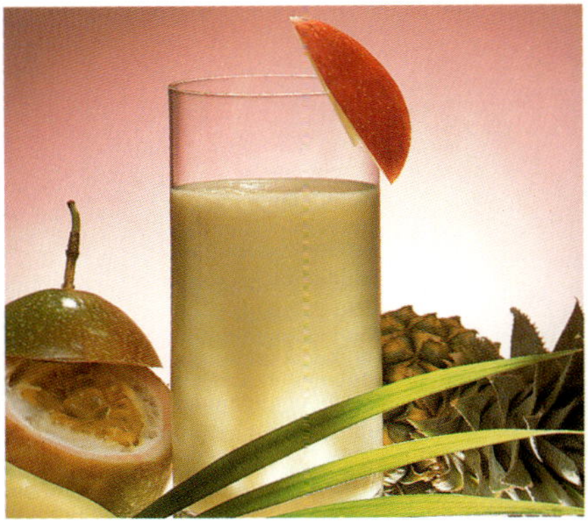

Tennis-topper

- 4 cl ananassap (kant-en-klaar)
- 4 cl maracujasap
- 2 cl sinaasappelsap
- 2 cl bananensap
- 1 cl citroensap
- 3 cl room
- 3 ijsblokjes
- 1 schijfje appel

Het sap met de room en het ijs flink schudden in een shaker. Zeven boven een longdrinkglas en garneren met het schijfje appel.

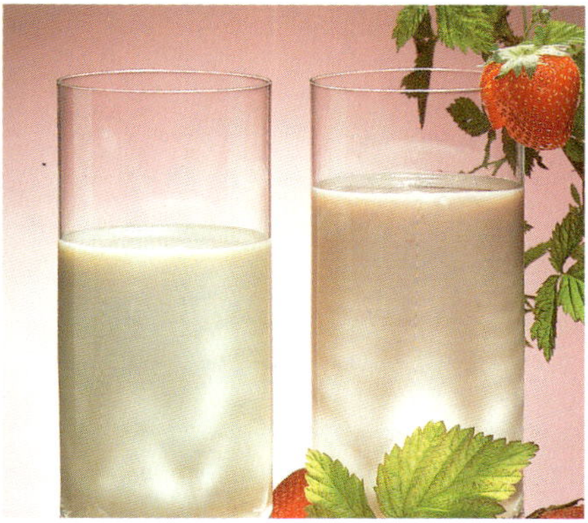

Morning starter

1 EL havervlokken
1 EL honing
1 TL duindoornsap
1/8 l melk

Alle ingrediënten met de mixer goed mengen en in een longdrinkglas schenken.
(op de foto: links)

Aardbeien-frambozen-melk

4 EL gepureerde aardbeien
2 cl frambozensap
2 cl sinaasappelsap
10 cl melk
3 ijsblokjes
1 aardbei

De ingrediënten met het ijs flink schudden in een shaker. Zeven boven een longdrinkglas en de aardbei op de rand van het glas zetten.
(op de foto: rechts)

MET MELK

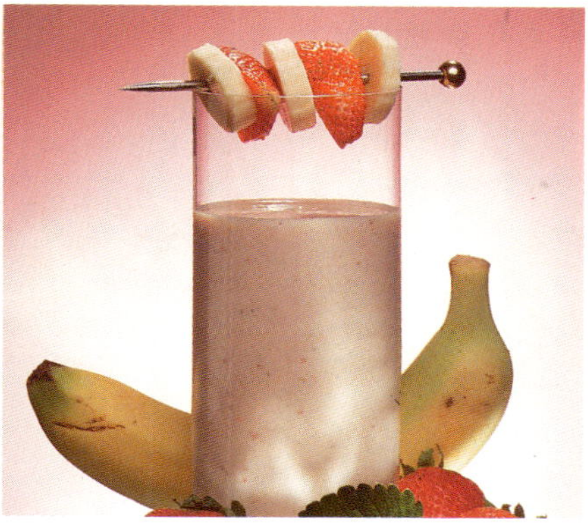

Bananen-aardbeienmelk

1/2 banaan
6 aardbeien
10 cl melk
1 TL ahornsiroop

De ingrediënten goed mengen met de mixer en in een longdrinkglas schenken.

Tip:
Wie van ijskoud houdt, kan er drie ijsblokjes aan toevoegen. Als garnering is een aardbei-bananenspies heel geschikt: drie schijfjes banaan en twee halve aardbeien afwisselend aan een spies steken.

Blue angel

1/8 l volle melk
50 g blauwe bosbessen (diepvries)
6 cl kersensap
1 TL ahornsiroop
2 kersen

De melk, de blauwe bosbessen, het sap en de siroop goed mengen met de mixer en dan het geheel in een longdrinkglas schenken. Met de kersen garneren.
(op de foto: linksboven)

White cherries

1/8 l melk
6 cl kersensap
1 EL gepureerde banaan
1 TL sesamzaad
2 kersen

Melk, sap, banaan en sesamzaad met de mixer of shaker flink mengen. In een longdrinkglas schenken en met de kersen garneren.
(op de foto: middenboven)

Grapefruit-sunset

100 g kefir
10 cl roze grapefruitsap
1 TL ahornsiroop
1 TL sesamzaad
1 schijfje grapefruit

Kefir, sap, siroop en sesamzaad met de mixer of in een longdrinkglas goed mengen. Garneren met het schijfje grapefruit.
(op de foto: rechtsboven)

White peaches

1/8 l melk
6 cl perziksap
1 EL gemalen amandelen
1 scheutje ahornsiroop
1 schijfje perzik

Melk, sap, amandelen en siroop met de mixer of de shaker flink mengen. In een longdrinkglas schenken en met het schijfje perzik garneren.
(op de foto: linksonder)

Kefir-zon

100 g kefir
8 cl abrikozensap
2 cl sinaasappelsap
1 TL ahornsiroop
1 takje citroenmelisse

De kefir, het sap en de siroop goed door elkaar roeren in een longdrinkglas of flink schudden in een shaker en dan in het glas schenken. Met een beetje citroenmelisse garneren.
(op de foto: middenonder)

Mandarijnendroom

100 g kefir
8 cl mandarijnensap
2 cl vers geperst kiwisap
1 EL gehakte walnoot
2 schijfjes kiwi

Kefir, sap en walnoten goed mengen met de mixer en in een longdrinkglas schenken. Garneren met de schijfjes kiwi. Meteen serveren.
(op de foto: rechtsonder)

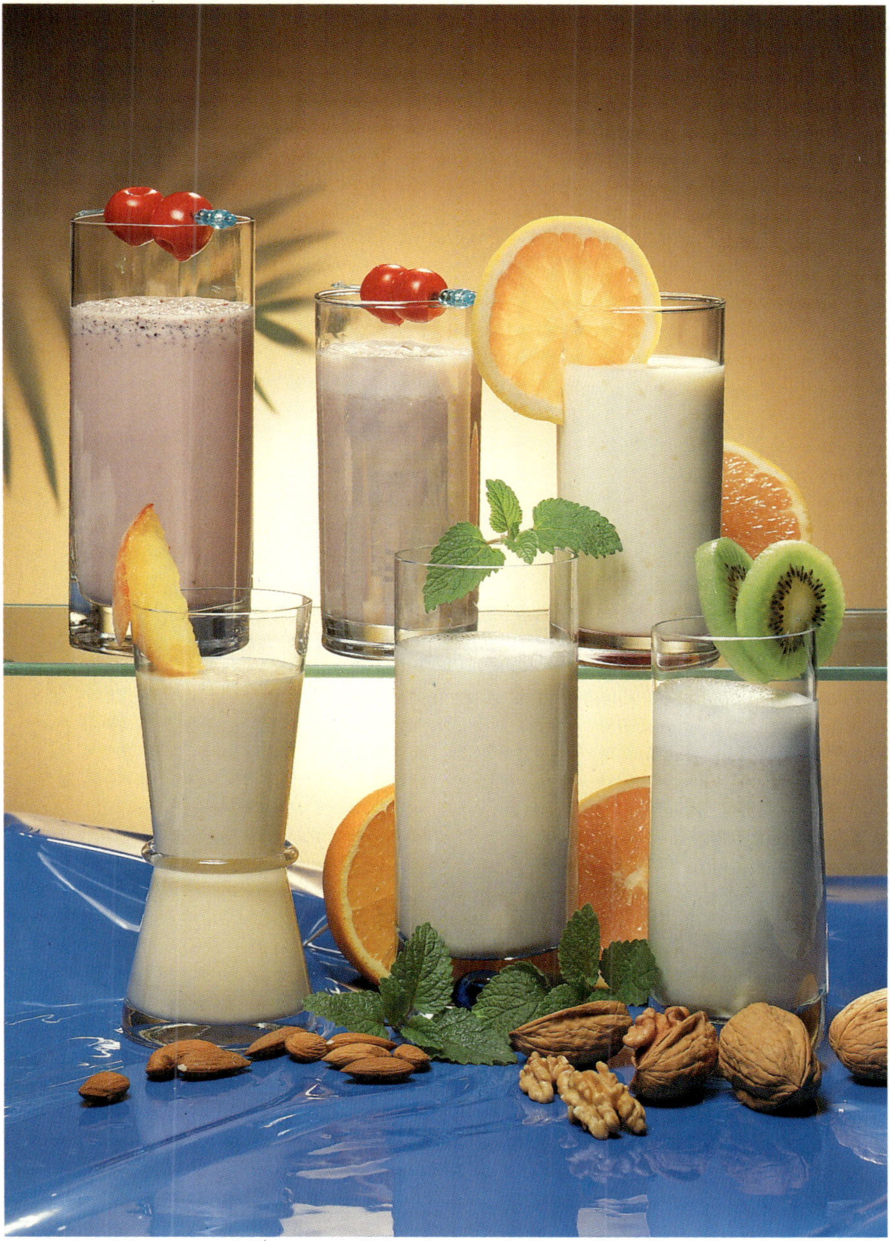

MET KEFIR

Yoghurt-bananendrink

125 g magere yoghurt
1/2 banaan
2 cl citroensap
1 TL honing
1 EL gemalen walnoot

De banaan pureren en met de andere ingrediënten goed door elkaar roeren in een longdrinkglas.
(op de bovenste foto: links)

Yoghurt-aardbeiendrink

100 g aardbeien
100 g yoghurt
4 cl sinaasappelsap
2 EL ahornsiroop
1 EL pijnboompitten

De aardbeien pureren en met de yoghurt, het sap en de siroop goed mengen met de mixer of flink door elkaar roeren in een longdrinkglas. De pijnboompitten erover strooien.
(op de bovenste foto: midden)

Yoghurt-perzikdrink

2 perziken
3 cl versgeperst kiwisap
100 g yoghurt
1 TL honing
1 EL gehakte walnoot

Perziken uitpersen en met het kiwisap, de yoghurt en de honing goed door elkaar roeren. De gehakte walnoot erover strooien of erdoorheen roeren. De drank meteen serveren.
(op de bovenste foto: rechts)

Apple milk

1/8 l karnemelk
8 cl appelsap
1 cl citroensap, 1 TL ahornsiroop
4 fijngehakte blaadjes munt
muntblaadjes om te garneren

De karnemelk, het sap, de siroop en de gehakte blaadjes munt met de mixer vermengen of goed roeren in een longdrinkglas. Twee of drie blaadjes munt erbij leggen.
(op de onderste foto: links)

Bramen power

50 g bramen
100 ml karnemelk
2 cl sinaasappelsap
2 cl rode bessensap (kant-en-klaar)
1 TL gemalen hazelnoot
2 bramen
1 schijfje sinaasappel

De bramen pureren en met de karnemelk, het sap en de hazelnoot goed mengen met de mixer. In een longdrinkglas schenken en met de bramen en het schijfje sinaasappel garneren.
(op de onderste foto: midden)

Roze melk

100 g karnemelk
10 cl bloedsinaasappelsap
2 cl sinaasappelsap
1 TL honing, 1 EL amandelsnippers

Alle ingrediënten behalve de amandelen flink mengen met de mixer en het geheel in een longdrinkglas schenken. De amandelsnippers er even door roeren.
(op de onderste foto: rechts)

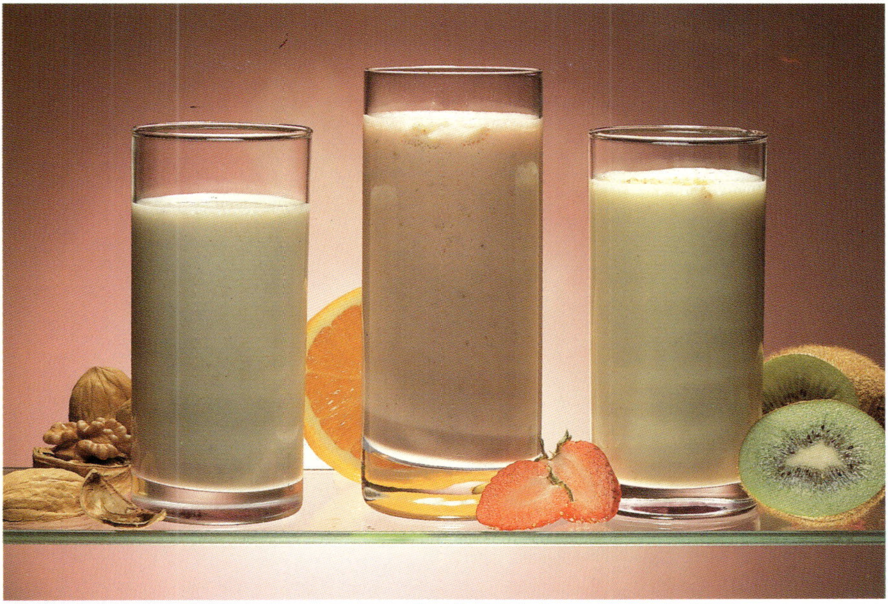

MET KARNEMELK

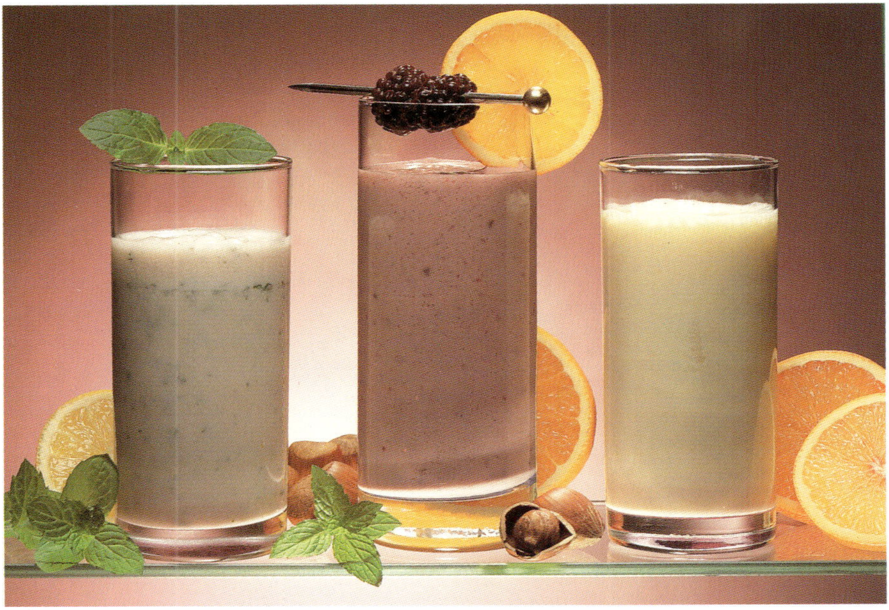

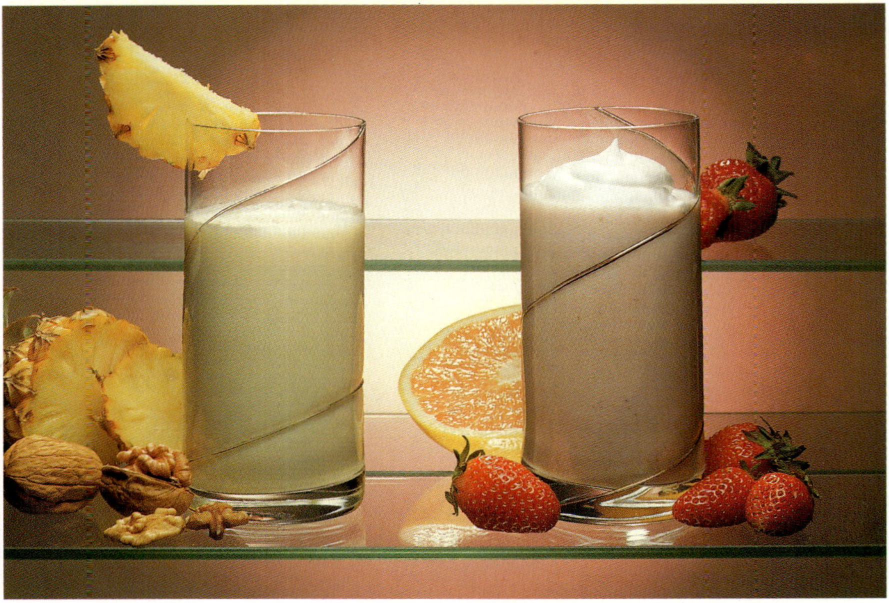

Ananasdroom

- 100 g karnemelk
- 8 cl ananassap (kant-en-klaar)
- 2 cl roze grapefruitsap
- 1 TL geraspte kokos
- 1 TL gehakte walnoot
- 1 scheutje ahornsiroop
- 3 ijsblokjes
- 1/2 schijfje ananas

De karnemelk, het sap, de geraspte kokos, de walnoot en de siroop met de ijsblokjes flink mengen met de mixer. In een longdrinkglas schenken en garneren met het schijfje ananas.
(op de foto: links)

Aardbeien-karnemelk

- 150 g karnemelk
- 50 g gepureerde aardbeien
- 1 cl citroensap
- 2 cl ananassap (kant-en-klaar)
- 1 TL gemalen hazelnoot
- 1 EL stijfgeklopte slagroom

Melk, aardbeien, sap en noten met de mixer flink mengen. In een longdrinkglas schenken en de slagroom erop leggen.
(op de foto: rechts)

Tip:
Het staat heel aardig om een niet al te grote aardbei op de slagroom te leggen.

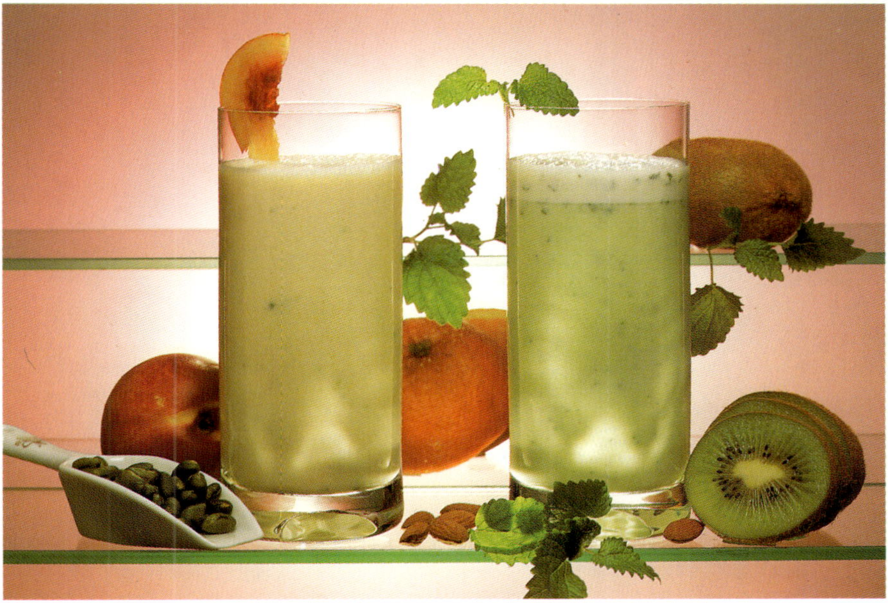

Nectar

- 100 g karnemelk
- 8 cl nectarinesap
- 2 cl sinaasappelsap
- 1 msp. geraspte schil van een onbehandelde sinaasappel
- 1 TL gehakte pistachenoten
- 1 schijfje nectarine

De karnemelk, het sap en de geraspte schil in de mixer goed mengen. In een longdrinkglas schenken en met het schijfje nectarine garneren.
(op de foto: links)

Tip:
Voor wie een bijzondere decoratie wil: een grote schijf sinaasappel op het glas met daarop een klein schijfje nectarine en wat pistachenoten.

Green wonder

- 100 g karnemelk
- 6 cl versgeperst kiwisap
- 4 cl sinaasappelsap
- 1 TL gehakte amandelen
- 1 EL gehakte citroenmelisse
- 1 takje citroenmelisse

De karnemelk, het sap, de amandelen en de gehakte citroenmelisse met de mixer goed mengen. In een longdrinkglas schenken en garneren met een takje citroenmelisse. De drank daarna meteen serveren.
(op de foto: rechts)

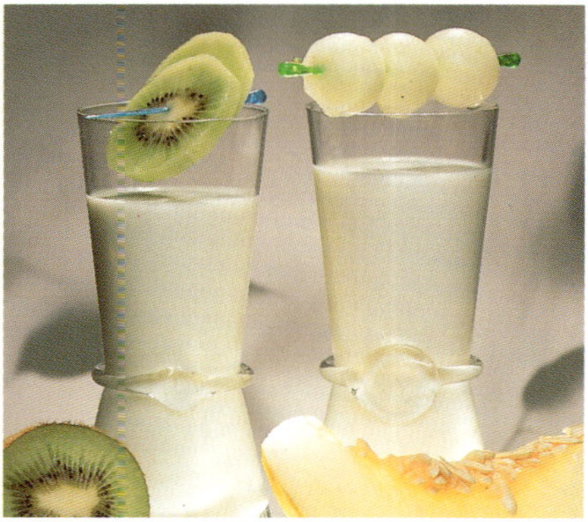

Kiwi-eiwitdrink

75 g roomkwark
6 cl melk
6 cl versgeperst kiwisap
1 cl citroensap
1 TL ahornsiroop
1 TL sesamzaad
2 schijfjes kiwi

Kwark, melk, sap en siroop goed mengen met de mixer. In een longdrinkglas schenken, de drank met sesam bestrooien en met de schijfjes kiwi garneren. Meteen serveren.
(op de foto: links)

Meloen-eiwitdrink

75 g kwark, 5 cl melk
2 cl room
6 cl sap van een honingmeloen
1 scheutje citroensap
3 bolletjes meloen

De ingrediënten behalve de bolletjes meloen met de mixer goed mengen. Het geheel in een longdrinkglas schenken en met de bolletjes meloen garneren.
(op de foto: rechts)

MET KWARK

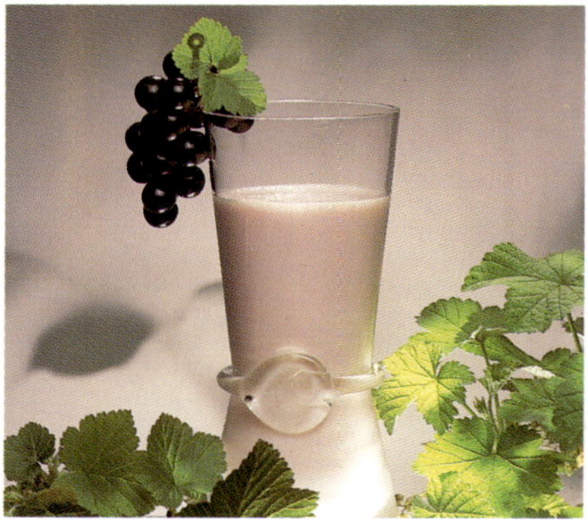

Cassisdrink

50 g kwark
50 g yoghurt
3 cl room
6 cl zwarte bessensap
1 TL ahornsiroop
1 takje zwarte bessen

De ingrediënten behalve het takje zwarte bessen goed mengen met de mixer. Het geheel in een longdrinkglas schenken en garneren met het takje zwarte bessen.

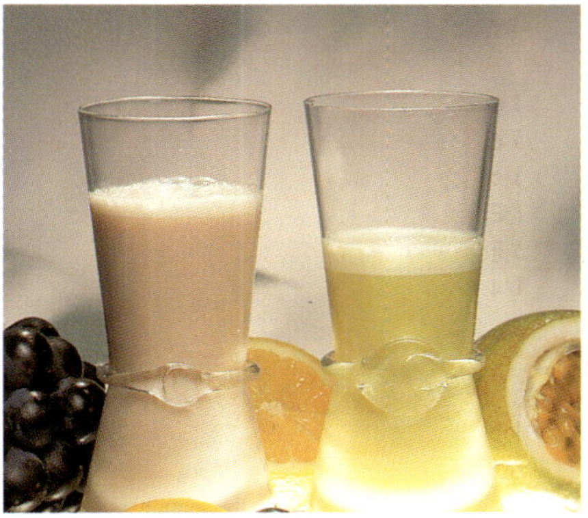

MET EIGEEL

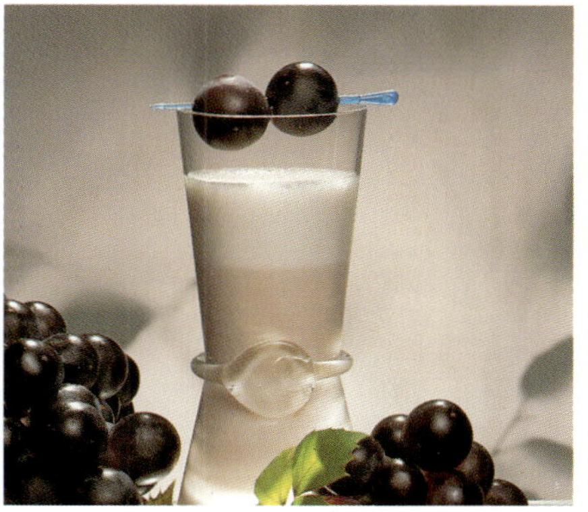

Bodybuilder

6 cl rood druivesap
2 cl versgeperst kiwisap
2 cl room, 4 cl melk
1 TL ahornsiroop, 1 vers eigeel
3 ijsblokjes
mineraalwater

Het sap, de room, de melk, de siroop en het eigeel met het ijs flink schudden in een shaker en het geheel zeven boven een longdrinkglas. Met mineraalwater aanvullen en even omroeren. Meteen serveren.
(op de foto: links)

Professional

6 cl sinaasappelsap
3 cl maracujasap
2 cl citroensap
2 cl versgeperst kiwisap
1 cl ahornsiroop
1 vers eigeel
3 ijsblokjes

Alle ingrediënten met het ijs flink schudden in een shaker. Het geheel in een longdrinkglas zeven en meteen serveren.
(op de foto: rechts)

Druivenmelk

6 cl rood druivesap
10 cl melk
1 cl ahornsiroop
1 vers eigeel
3 ijsblokjes
2 blauwe druiven

Het druivesap, de melk, de siroop en het eigeel met het ijs flink schudden in een shaker. Boven een longdrinkglas zeven en met de druiven garneren.

Tip:
Gebruik altijd verse, gekoelde eieren.

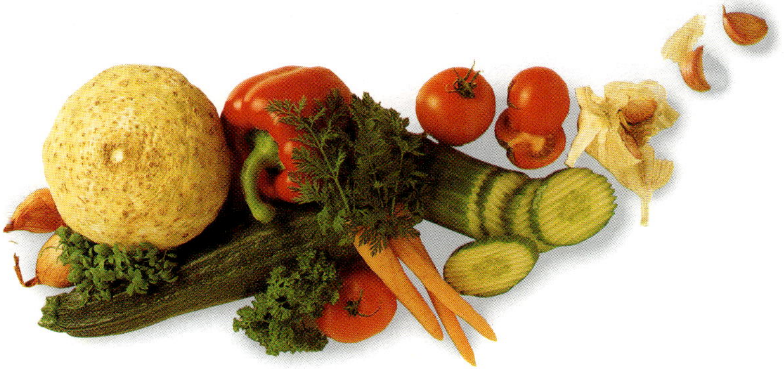

GROENTE-DRANKEN: PURE GEZONDHEID

Groenten zijn gezond, vooral als ze rauw worden gegeten. In het volgende hoofdstuk zijn de meest uiteenlopende combinaties met groenten in vloeibare vorm bij elkaar gezet. Ze kunnen de vergelijking met 'hemelse nectar' glansrijk doorstaan. Als groente-mix of in combinatie met vruchten of melkprodukten: gezondheid die de tong streelt.

Rode rammenas

6 cl rammenassap
6 cl rode bietensap
8 cl sinaasappelsap
1 schijfje sinaasappel

De ingrediënten goed door elkaar roeren in een longdrinkglas en garneren met het schijfje sinaasappel.
(op de foto rechts: links)

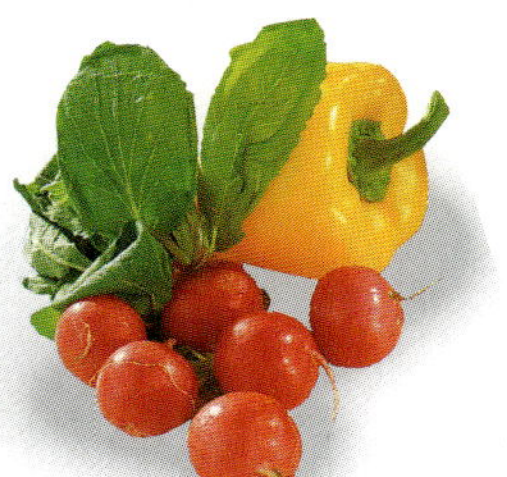

Rammenas-mix

8 cl rammenassap
12 cl appelsap

De ingrediënten in een longdrinkglas door elkaar roeren. Desgewenst een schijfje appel aan de rand van het glas steken.
(op de foto: midden)

Spruiten-kruidendrink

200 ml karnemelk
5 cl wortelsap
1 cl citroensap
1 EL gehakte peterselie
2 EL gehakte spruiten (b.v. alfalfa)
versgemalen witte peper
cayennepeper

De ingrediënten in een longdrinkglas goed door elkaar roeren, met peper op smaak brengen.
(op de foto: rechts)

Tip:
Bevochtig de glasrand met citroensap en doop deze in de gehakte peterselie.

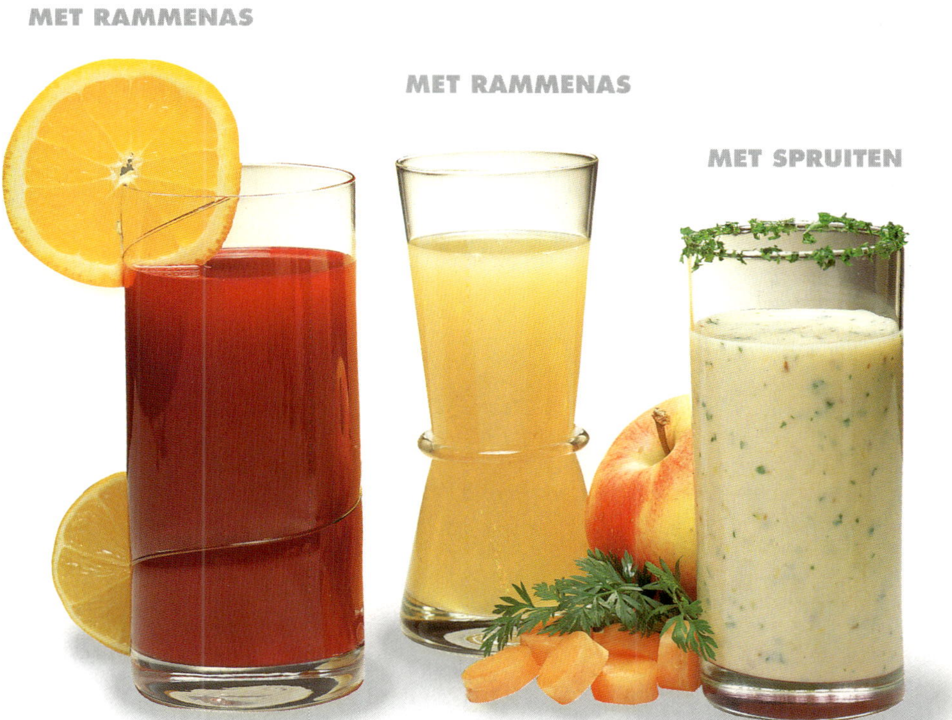

Groen-rood

18 cl rode paprikasap
1 cl room
1 EL tuinkers, fijngehakt

De ingrediënten in een longdrinkglas goed door elkaar roeren of eerst de room stijfkloppen en die er vervolgens even doorroeren.
(op de bovenste foto: links)

C-bom

12 cl rode paprikasap
8 cl zuurkoolsap
2 ijsblokjes
kapje van een rode paprika met steel

Het sap met wat ijs in een longdrinkglas goed door elkaar roeren. Het kapje van de rode paprika op het glas zetten; met een rietje serveren.
(op de bovenste foto: midden)

Morning glory

10 cl rode paprikasap
10 cl courgettesap
1 cl room
3 ijsblokjes
1 schijfje courgette

Het sap en de room met het ijs in een shaker flink schudden. Boven een longdrinkglas zeven en met het schijfje courgette garneren.
(op de bovenste foto: rechts)

Tip:
Voor iemand die haast heeft: roer de ingrediënten in het glas dooreen, ze verbinden zich dan minder goed, maar de smaak blijft uitstekend.

Selderij-appelsap

8 cl selderijsap
12 cl appelsap
2 ijsblokjes
1 schijfje appel

Het sap in een longdrinkglas met een beetje ijs door elkaar roeren. Garneren met het schijfje appel.
(op de onderste foto: links)

Selderij-mix

6 cl selderijsap
10 cl sinaasappelsap
4 cl appelsap
2 ijsblokjes
1 schijfje sinaasappel

Het sap met het ijs in een longdrinkglas goed door elkaar roeren. Met het schijfje sinaasappel garneren.
(op de onderste foto: midden)

Selderijdroom

8 cl selderijsap
6 cl courgettesap
6 cl appelsap
2 ijsblokjes
1 TL zonnebloempitten

Het sap met het ijs in een longdrinkglas goed door elkaar roeren. De zonnebloempitten grof hakken en erover strooien.
(op de onderste foto: rechts)

Tip:
Ter garnering kan ook een stuk bleekselderij dienen waarop de hele zonnebloempitten gestrooid worden.

MET PAPRIKA

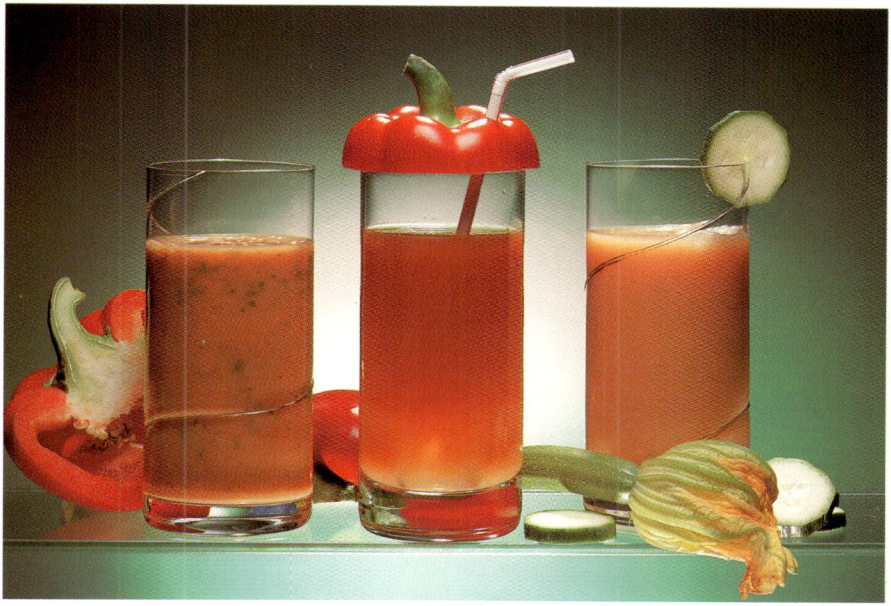

MET SELDERIJ

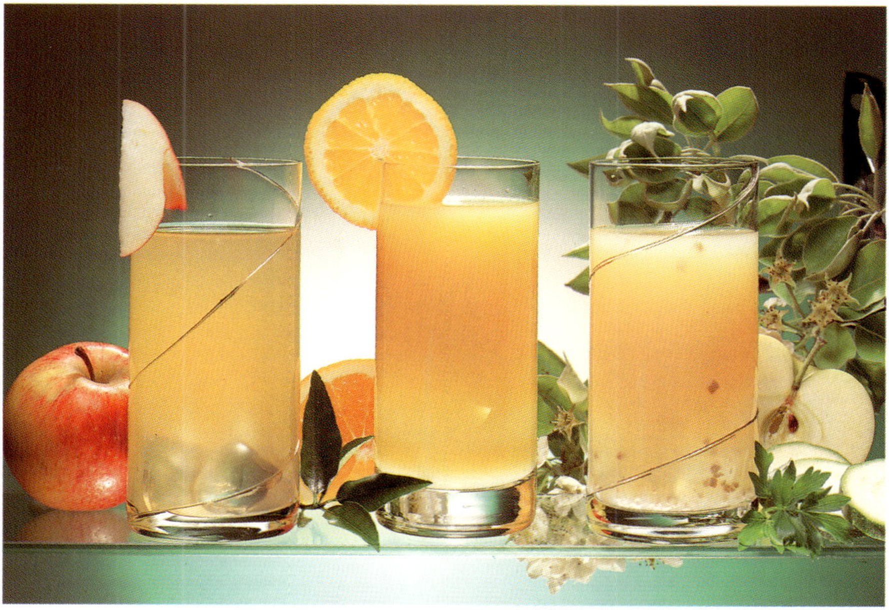

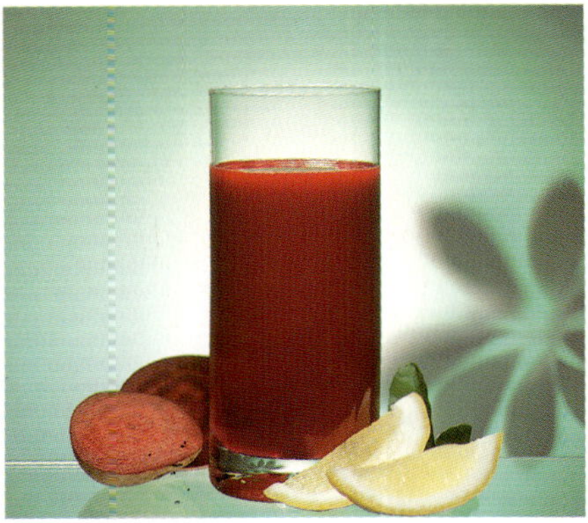

Rode bietencocktail

20 cl rode bietensap
1 cl citroensap
1 TL zure room
1 msp. zout
1 msp. zwarte peper
1 msp. suiker, zoetstof of honing

De ingrediënten in een longdrinkglas goed door elkaar roeren.

Tip:
Doe de zure room -eventueel slagroomer pas bij als het mengsel klaar is en roer het geheel tenslotte nog even voorzichtig door met de steel van een lepel zodat er een marmereffect ontstaat.

Variatie:
Bestrooi het mengsel met fijngehakte peterselie

MET RODE BIETEN

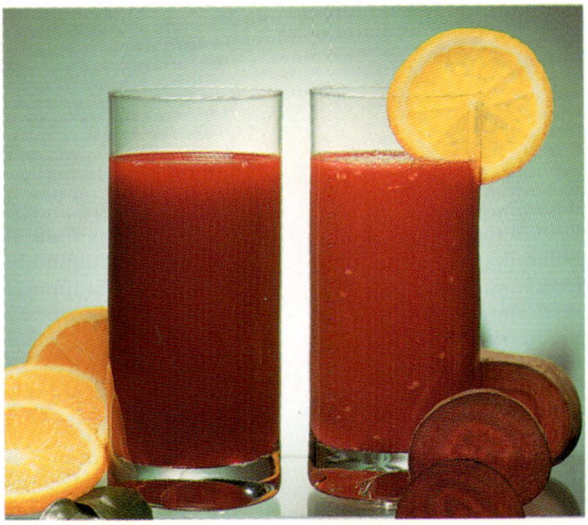

Rode bietenlieveling

14 cl rode bietensap
4 cl sinaasappelsap
2 EL zure room
1 snufje zwarte peper
1 scheutje ahornsiroop

De ingrediënten met de mixer goed mengen of stevig schudden in een shaker. Het geheel in een longdrinkglas schenken.
(op de foto: links)

Rode sinaasappel

8 cl rode bietensap
12 cl sinaasappelsap
1 TL sesamzaad
1 schijfje sinaasappel

De ingrediënten in een longdrinkglas door elkaar roeren en het geheel met het schijfje sinaasappel garneren.
(op de foto: rechts)

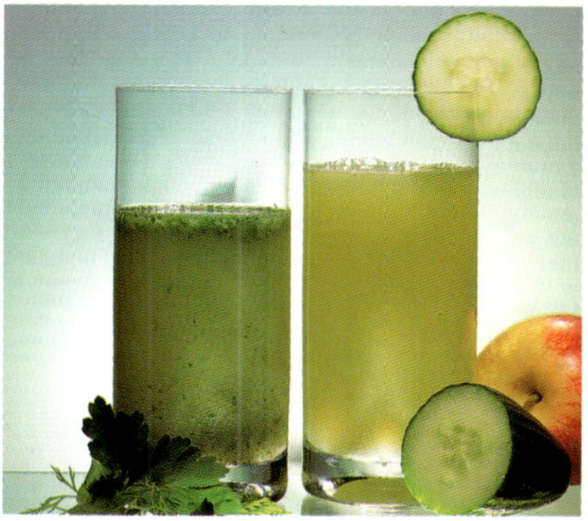

Kruidencocktail

- 1 takje peterselie en 1 takje dille
- 18 cl komkommersap
- 2 scheutjes citroensap
- 1 scheutje ahornsiroop
- 1 msp. zout en 1 msp. zwarte peper

Peterselie en dille plukken en fijnhakken. Met de overige ingrediënten in een longdrinkglas goed door elkaar roeren.
(op de foto: links)

Tip:
Met een beetje yoghurt of zure room is deze drink nog verfrissender van smaak. Met een stukje ongeschilde komkommer wordt hij pikanter.

Komkommer-appeldrink

- 1/4 l komkommersap
- 6 cl appelsap
- 1 schijfje komkommer

De ingrediënten in een longdrinkglas, eventueel met een beetje ijs, door elkaar roeren. Het schijfje komkommer aan de glasrand steken.
(op de foto: rechts)

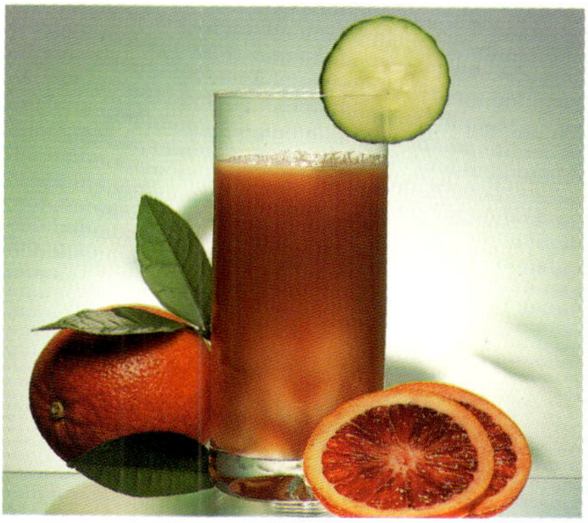

Roze komkommer

- 10 cl komkommersap
- 10 cl bloedsinaasappelsap
- 2 ijsblokjes
- 1 schijfje komkommer

De komkommer schillen vóór het uitpersen, omdat de drank anders enigszins bitter smaakt. Het sap met het ijs in een longdrinkglas goed door elkaar roeren en het geheel garneren met een schijfje komkommer.

Spicy tomato

- 14 cl tomatensap
- 4 cl selderijsap
- 2 cl citroensap
- 3 ijsblokjes
- 1 scheutje Tabasco
- 1 msp. zwarte peper

De ingrediënten met het ijs in een shaker flink schudden, boven een longdrinkglas zeven en eventueel met een schijfje tomaat garneren.
(op de foto: linksboven)

Tomini

- 10 cl tomatensap
- 10 cl courgettesap
- 1 snufje zwarte peper
- 1 scheutje plantaardige olie
- 2 ijsblokjes
- 1 schijfje courgette

De ingrediënten met het ijs in een longdrinkglas goed door elkaar roeren. Het schijfje courgette aan de glasrand steken.
(op de foto: middenboven)

Tomahawk

- 10 cl tomatensap
- 10 cl sinaasappelsap
- 1 TL crème fraîche
- zonnebloempitten

Het sap met de crème fraîche in een longdrinkglas doen. Goed door elkaar roeren. Eventueel een beetje ijs toevoegen. Een paar zonnebloempitten grof hakken of in hun geheel erover strooien.
(op de foto: rechtsboven)

Good old Mary

- 20 cl tomatensap
- 1 cl citroensap
- 3 scheutjes Worcestersaus
- 1 scheutje Tabasco
- 1 msp. zwarte peper
- 1 msp. selderijzout
- 2 ijsblokjes

De ingrediënten in een longdrinkglas goed door elkaar roeren.
(op de foto: linksonder)

Fruity tomato

- 6 cl tomatensap
- 6 cl komkommersap
- 6 cl appelsap
- 2 ijsblokjes
- 1 schijfje ongeschilde komkommer

De ingrediënten met wat ijs in een longdrinkglas goed door elkaar roeren. De komkommer aan de glasrand steken.
(op de foto: middenonder)

Great tomato

- 8 cl tomatensap
- 4 cl rode paprikasap
- 4 cl wortelsap
- 4 cl komkommersap
- 1 TL zure room

Alle ingrediënten in een shaker flink schudden, naar believen met of zonder ijs, en in een longdrinkglas schenken.
(op de foto: rechtsonder)

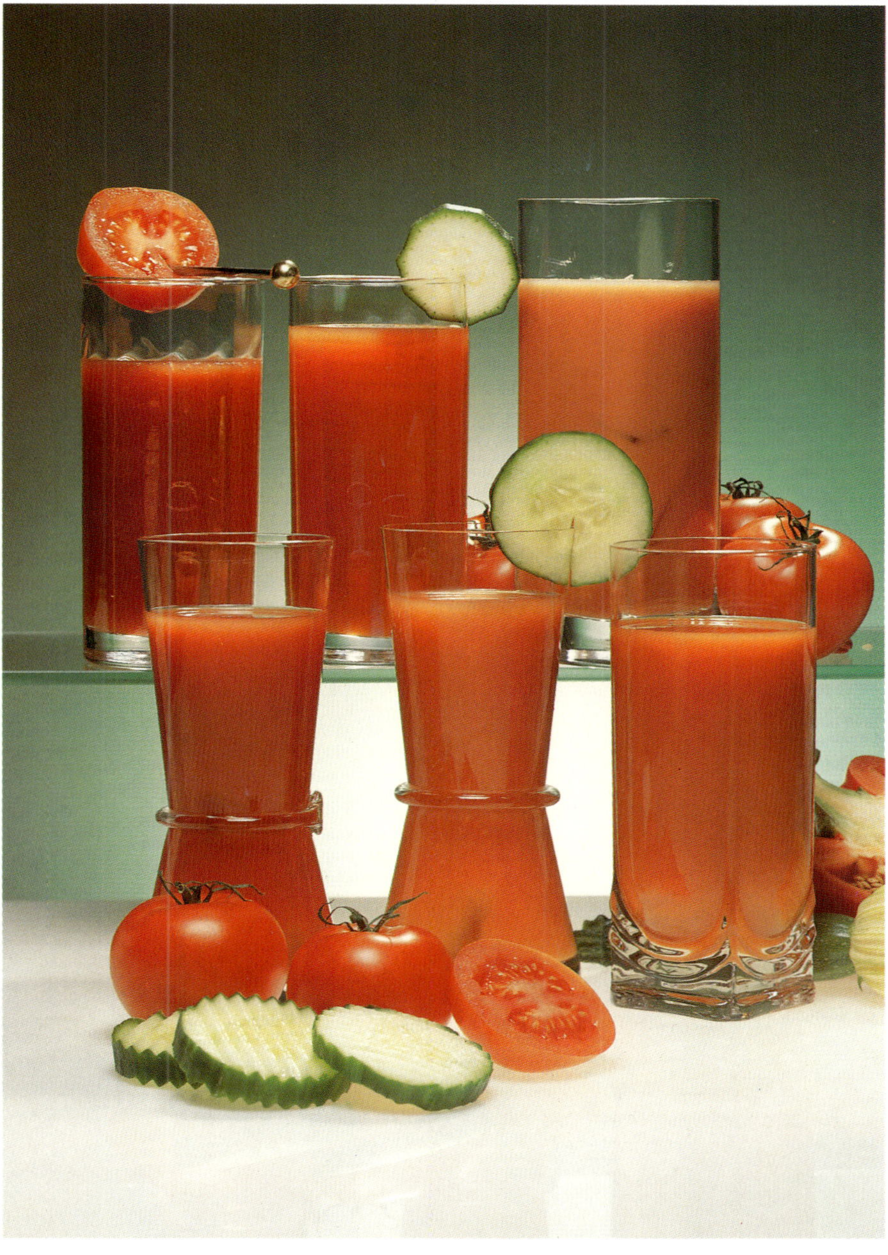

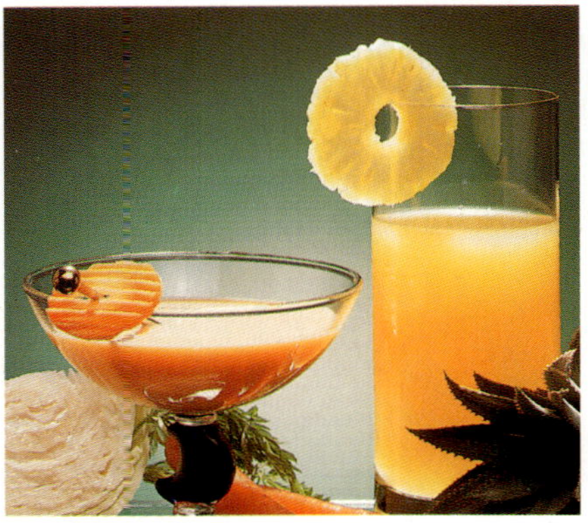

Koolcocktail

- 3 cl zuurkoolsap
- 3 cl wortelsap
- 1 TL crème fraîche
- 1 schijfje wortel, gegolfd of getand

De ingrediënten met de mixer of in een shaker goed mengen. Het schijfje wortel, afhankelijk van het keukengereedschap, bewerken en aan een spiesje aan het glas hangen.
(op de foto: links)

Pikanta

- 8 cl zuurkoolsap
- 12 cl ananassap
- 1 schijfje ananas

Het sap in een longdrinkglas goed door elkaar roeren. Het schijfje ananas aan de glasrand steken.
(op de foto: rechts)

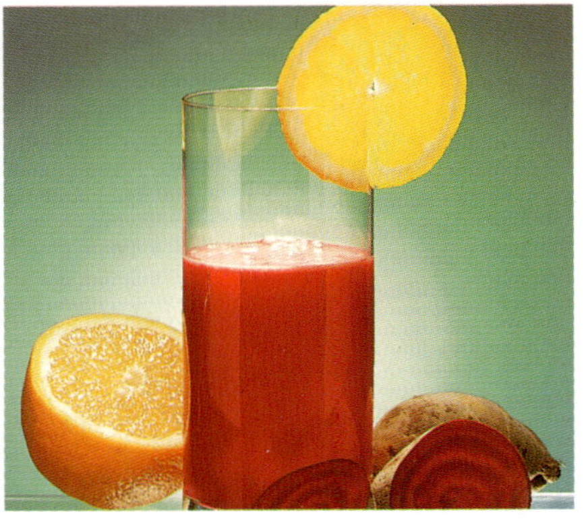

Kool-shake

- 5 cl zuurkoolsap
- 5 cl rode bietensap
- 5 cl wortelsap
- 2 cl sinaasappelsap
- 1 TL zure room
- 1 schijfje sinaasappel

De ingrediënten met wat ijs in een shaker schudden. Boven een longdrinkglas zeven. Een schijfje sinaasappel aan het glas steken.

Tip:
Deze drink kan ook gegarneerd worden met een eetlepel gehakte alfalfa-spruiten.

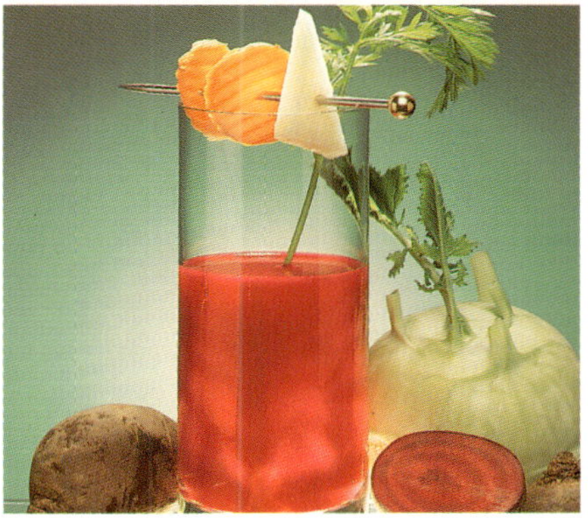

Rode koolrabidrink

6 cl koolrabisap
6 cl rode bietensap
6 cl wortelsap
1 cl sinaasappelsap
1 TL yoghurt

De ingrediënten met het ijs in een shaker stevig schudden. Zeven boven een longdrinkglas en onmiddellijk serveren.

Tip:
Garneer de drink met een beetje wortelloof en een rietje of met een stukje bleekselderij of, heel apart, met een groentespies van wortel en koolrabi, die over het glas gelegd wordt.

MET KOOLRABI

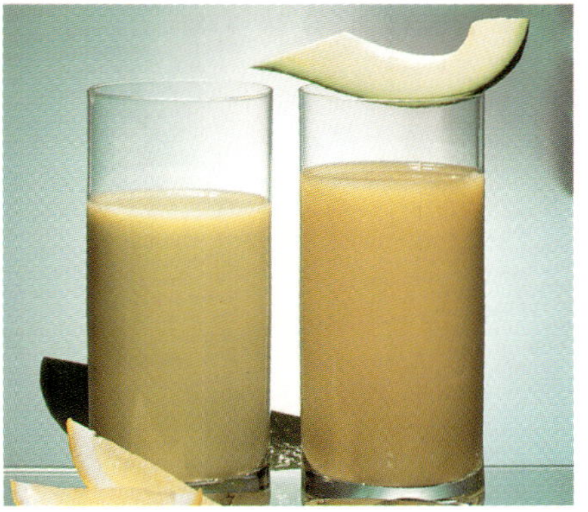

Koolrabi-crème

8 cl koolrabisap
6 cl avocadopuree
1 cl citroensap
2 cl wortelsap

De avocadopuree onmiddellijk bedruppelen met citroensap. Met koolrabi- en wortelsap in een shaker flink schudden en in een longdrinkglas schenken.
(op de foto: links)

Koolrabi-creatie

10 cl koolrabisap
1/2 avocado
een beetje citroensap
4 cl wortelsap
1 schijfje avocado

De avocado schillen, een schijf apart leggen. Met citroensap bedruppelen. De avocado pureren en met het sap in een shaker flink schudden. Een glas vullen en met de schijf avocado garneren.
(op de foto: rechts)

The Morning After

- 6 cl wortelsap
- 6 cl zuurkoolsap
- 6 cl rode paprikasap
- 2 scheutjes Worcestersaus
- 1 scheutje olijfolie, koudgeperst
- 1 msp. selderijzout
- 1 msp. zwarte peper

Alle ingrediënten in een longdrinkglas goed door elkaar roeren.
(op de foto: linksboven)

Vitamine-A-hit

- 20 cl wortelsap
- 1 TL ahornsiroop
- 1 cl sinaasappelsap
- 1 TL crème fraîche

Alle ingrediënten in een longdrinkglas goed door elkaar roeren en meteen serveren.
(op de foto: middenboven)

Carrots and peaches

- 8 cl wortelsap
- 10 cl perziksap
- 2 cl sinaasappelsap
- 2 EL geklopte room

Het sap in een longdrinkglas goed door elkaar roeren. Een toef room erop leggen. Meteen serveren.
(op de foto: rechtsboven)

Thick carrot

- 14 cl wortelsap
- 2 EL avocadopuree
- 1 TL citroensap
- 1 TL honing
- 1 msp. zout
- 1 msp. zwarte peper

Alle ingrediënten met de mixer stevig mengen en in een longdrinkglas schenken.
(op de foto: linksonder)

Tip:
Garneer het glas met een schijfje citroen of met een takje wortelloof.

Carotta

- 12 cl wortelsap
- 6 cl sinaasappelsap
- 2 cl kiwisap
- 1 TL room
- 1 schijfje kiwi

Het sap met de room flink schudden in een shaker, in een longdrinkglas schenken en met een schijfje kiwi garneren.
(op de foto: middenonder)

Carrot-orangedrink

- 10 cl wortelsap
- 10 cl sinaasappelsap
- een scheutje plantaardige olie (zo mogelijk neutraal van smaak)
- 1 schijfje sinaasappel

De ingrediënten, met of zonder ijs, in een shaker flink schudden. Boven een longdrinkglas zeven en garneren met het schijfje sinaasappel.
(op de foto: rechtsonder)

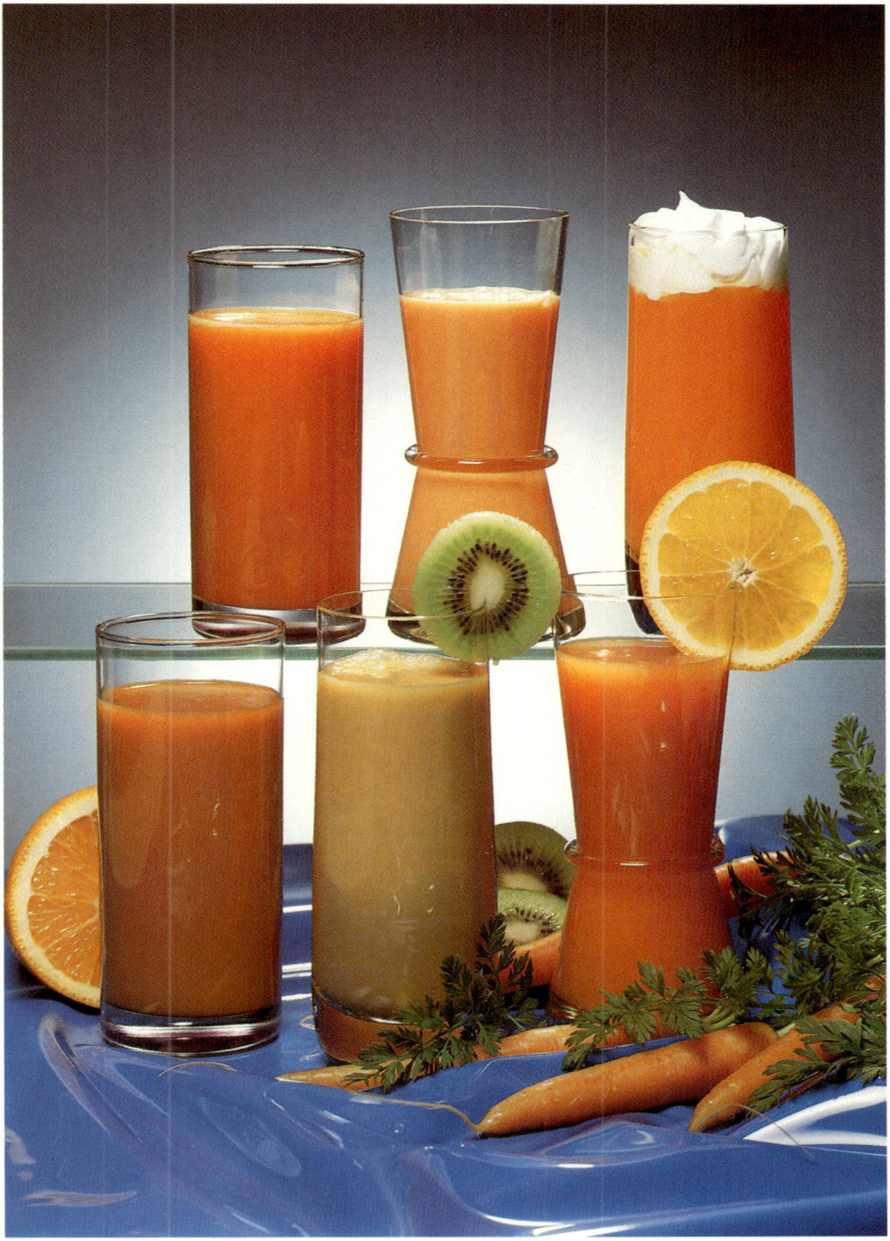

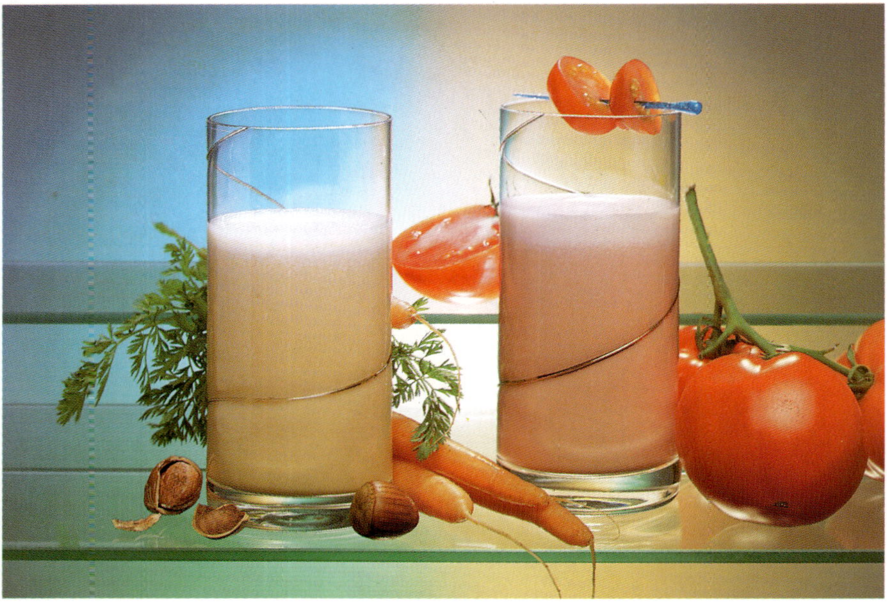

Milk power

10 cl volle melk
10 cl wortelsap
1 EL room
1 TL gemalen hazelnoot
honing

Alle ingrediënten in een longdrinkglas goed door elkaar roeren. Honing naar smaak toevoegen.
(op de foto: links)

Red velvet

10 cl volle melk
10 cl tomatensap
1 eigeel
1 msp. geraspte mierikswortel
zwarte peper
2 schijfjes cocktailtomaat

De ingrediënten met de mixer goed mengen. In een longdrinkglas schenken en de schijfjes tomaat aan een spies over het glas leggen.
(op de foto: rechts)

Tip:
Nog frisser smaakt deze drink met twee ijsblokjes.

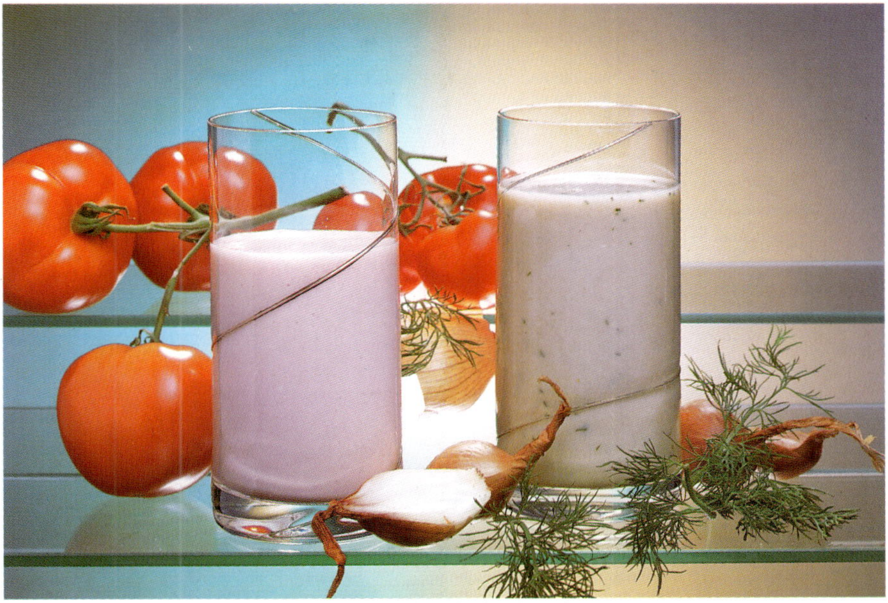

Good jogging

100 g karnemelk
10 cl tomatensap
1 EL magere kwark
1 snufje suiker
1 snufje zout
versgemalen peper

De ingrediënten in een mixer doen en goed mengen. Naar smaak wat ijs toevoegen.
(op de foto: links)

Vitaminestoot

125 g karnemelk
25 g yoghurt
2 tomaten
1 EL dille
1 sjalot
selderijzout
versgemalen witte peper

De tomaten in kokend water dompelen en ontvellen; de sjalot pellen. Beide met de mixer pureren. De overige ingrediënten toevoegen, kort mixen en het geheel in een longdrinkglas schenken.
(op de foto: rechts)

1001 nacht

- 100 g volle yoghurt
- 6 cl komkommersap
- 1 TL koudgeperste olijfolie
- zout
- witte peper
- 1 EL grofgehakte dille
- 1 snufje suiker
- 1 klein teentje knoflook
- 1 schijfje komkommer

Alle ingrediënten, behalve het schijfje komkommer, goed mengen met de mixer. De knoflook persen. Het geheel in een longdrinkglas schenken, het schijfje komkommer aan de rand van het glas steken.
(op de bovenste foto: links)

Tip:
In de zomer twee ijsblokjes toevoegen.

Yoghurt-quirl

- 100 g yoghurt
- 1 TL gehakte dille
- 1 TL gehakte peterselie
- 1 TL gehakte kervel of tuinkers
- 1 scheutje citroensap
- 1 msp. gemalen kummel
- 1 msp. witte peper
- 10 cl mineraalwater

Alle ingrediënten, behalve het mineraalwater, goed door elkaar roeren in een longdrinkglas. Aanvullen met mineraalwater en voorzichtig omroeren.
(op de bovenste foto: rechts)

Green milk

- 125 g dikke zure melk
- 6 cl komkommersap
- 1 EL fijngehakte dille
- 1 snufje zout
- witte peper
- 1 schijfje komkommer

De ingrediënten, behalve het schijfje komkommer, goed door elkaar roeren in een longdrinkglas. Eventueel nog iets pittiger maken. Het schijfje komkommer aan de glasrand steken.
(op de onderste foto: links)

Tip:
Voor een romiger resultaat: 2 eetlepels iets geklopte room toevoegen en voorzichtig roeren.

Lentebode

- 100 g dikke, zure melk
- 10 cl selderijsap
- 2 scheutjes citroensap
- 1 EL fijngehakte kervel
- 1 EL fijngehakte tuinkers
- kruiden- of selderijzout
- (eventueel knoflookzout)
- versgemalen zwarte peper
- 1 schijfje citroen

Alle ingrediënten, behalve het schijfje citroen, mengen in een mixer, in een longdrinkglas schenken en garneren met het schijfje citroen.
(op de onderste foto: rechts)

MET YOGHURT

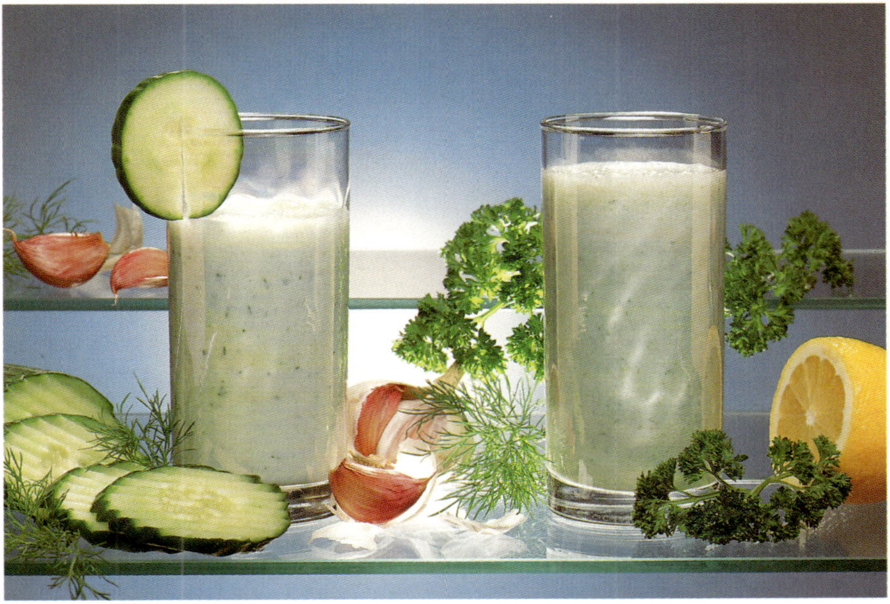

MET DIKKE, ZURE MELK

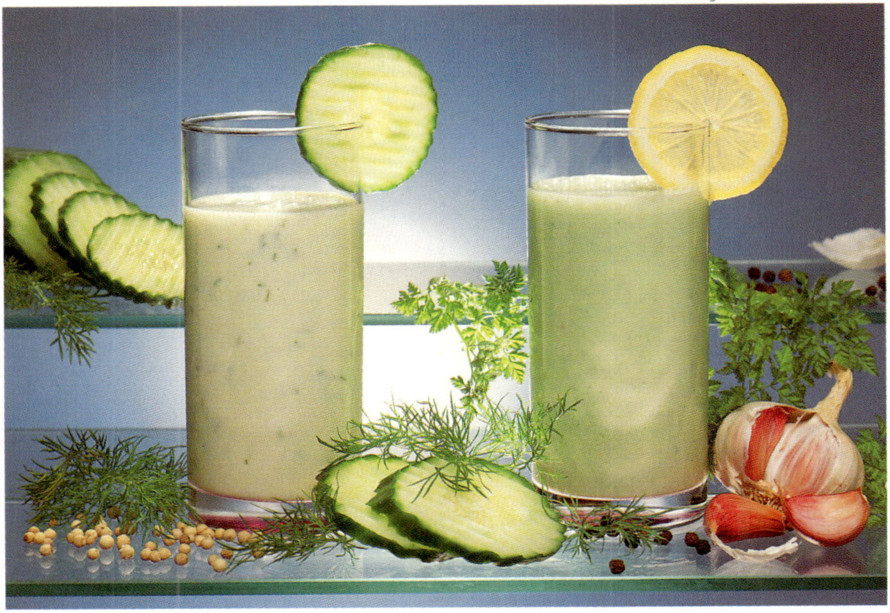

Wortel-kefir

125 g kefir
4 cl wortelsap
4 cl appelsap
1 cl citroensap
1 TL honing
1 msp. witte peper
2 ijsblokjes

De ingrediënten met een beetje ijs in een longdrinkglas vermengen.
(op de foto: linksboven)

Kruiden-kefir

200 g kefir
1 cl citroensap
1 msp. zout
1 msp. witte peper
1 EL tuinkers, fijngehakt
2 ijsblokjes

De ingrediënten met een beetje ijs door elkaar roeren in een longdrinkglas.
(op de foto: rechtsboven)

Tip:
Deze drink wordt pikant door in plaats van tuinkers verse munt en een vleugje knoflook te gebruiken.

Red socks

50 g kefir
5 cl wortelsap
5 cl rode bietensap
1 scheutje citroensap
1 EL fijngehakte peterselie
zout, witte peper
1 takje krulpeterselie

De ingrediënten, behalve de peterselie, goed mengen met de mixer en naar behoefte wat ijs toevoegen. Het geheel in een longdrinkglas schenken en de peterselie op de drank leggen.
(op de foto: linksonder)

Green power

30 g spinazie, 100 g kefir
4 cl appelsap, witte peper
1 scheutje citroensap
1 snufje geraspte nootmuskaat

De spinazie 5 minuten blancheren, dan pureren. Goed met de overige ingrediënten vermengen en in een glas schenken.
(op de foto: middenonder)

Mint-drink

125 g kefir
5 cl komkommersap
1 cl citroensap
2 blaadjes munt

De ingrediënten, behalve de munt, met wat ijs in een longdrinkglas door elkaar roeren. De munt fijnhakken en erdoor roeren.
(op de foto: rechtsonder)

Tip:
Wie het zoeter wil, kan twee scheutjes ahornsiroop toevoegen.

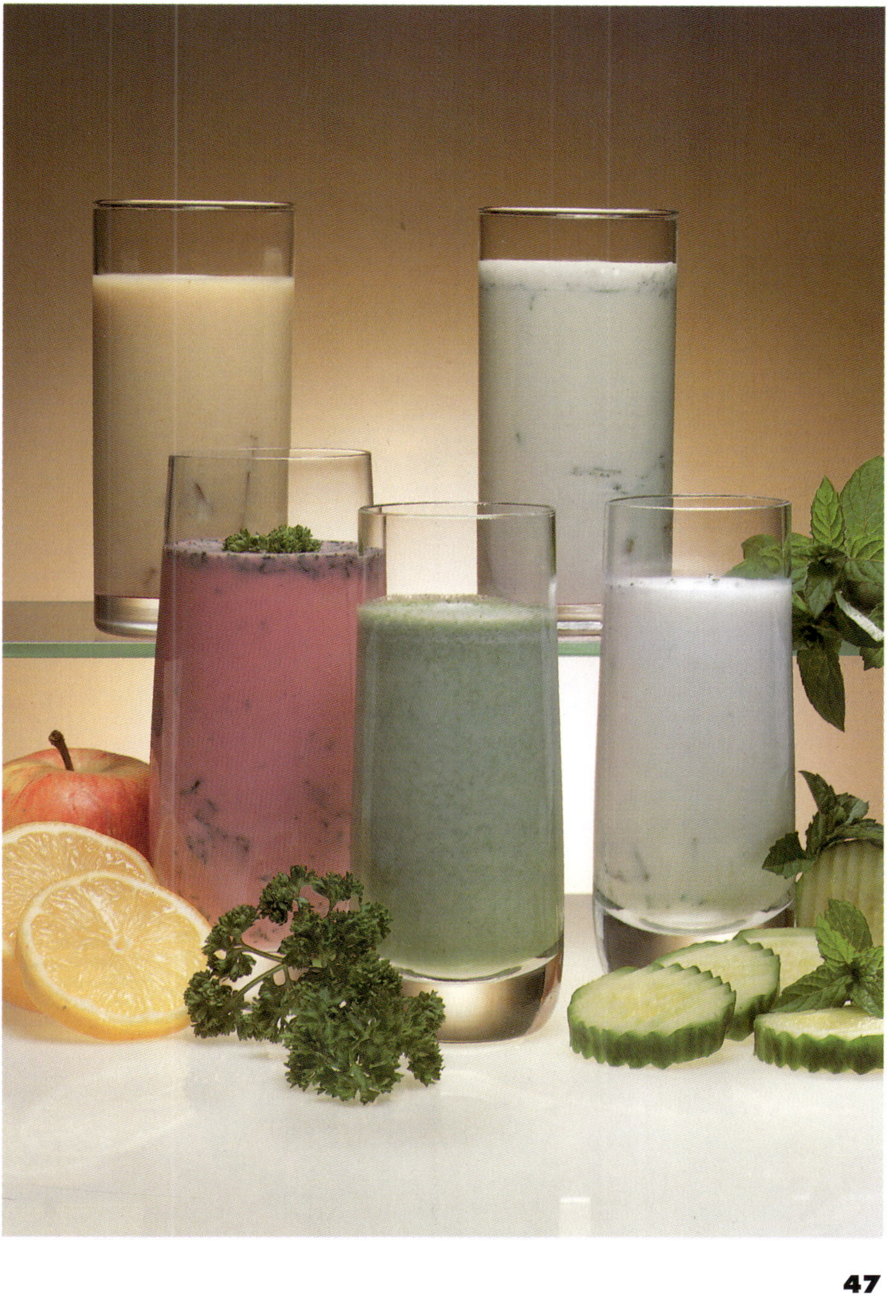

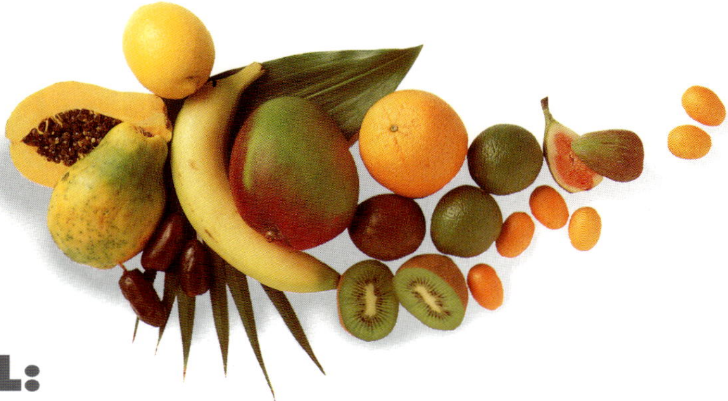

BOWL: TINTELFRIS FRUIT IN EEN GLAS

Waarschijnlijk waren de oude Romeinen al verslaafd aan de vruchtenbowl. Het is echter zeker dat ze voortkomen uit de kruidenwijnen van de late middeleeuwen. De huidige naam stamt echter uit het Engels. Van 'bowl', de 'schaal', ontstond de heerlijke, vooral zomers, zo favoriete bowl.
Door het aanbod aan alcoholvrije wijnsoorten en sekt zijn nu ook bowls zonder enig promillage te maken. De beste zijn hier bij elkaar gezet.

Meloen-bowl

- Voor ca. 15 glazen

2 honingmeloenen
1/8 l maracujasap
sap van 1 limoen
1 fles mineraalwater
2 flessen alcoholvrije wijn

De meloenen halveren, ontpitten en het vruchtvlees met een bolletjessteker eruit halen. De bolletjes met het sap overgieten en 1 uur in de koelkast laten trekken. Aanvullen met mineraalwater en wijn.
(op de rechterfoto: links)

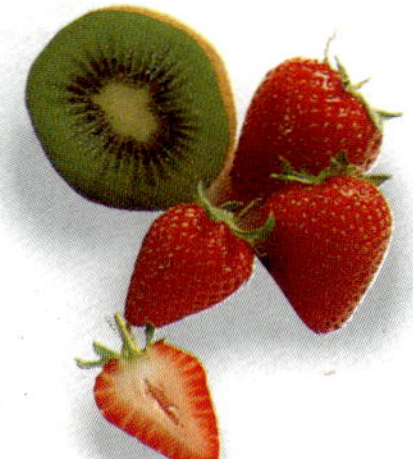

Aalbessen-bowl

■ Voor ca. 14 glazen

500 g rode bessen
3 EL ahornsiroop
2 flessen alcoholvrije witte wijn
1 fles alcoholvrije sekt

De rode bessen met een vork van de steeltjes rissen, de siroop en een fles wijn toevoegen en minstens een uur in de koelkast laten staan. Vóór het serveren de overige wijn en de sekt eroverheen schenken.
(op de foto: midden)

Sapbowl met vruchten

■ Voor ca. 14 glazen

3 bananen
3 kiwi's
1/2 l ananassap
1/4 l sinaasappelsap
4 cl citroensap
2 flessen alcoholvrije wijn

De bananen in plakjes snijden. De kiwi's schillen en ook in plakken snijden. De vruchten met het sap overgieten en minstens 20 minuten koud wegzetten. Vóór het serveren aanvullen met de wijn.
(op de foto: rechts)

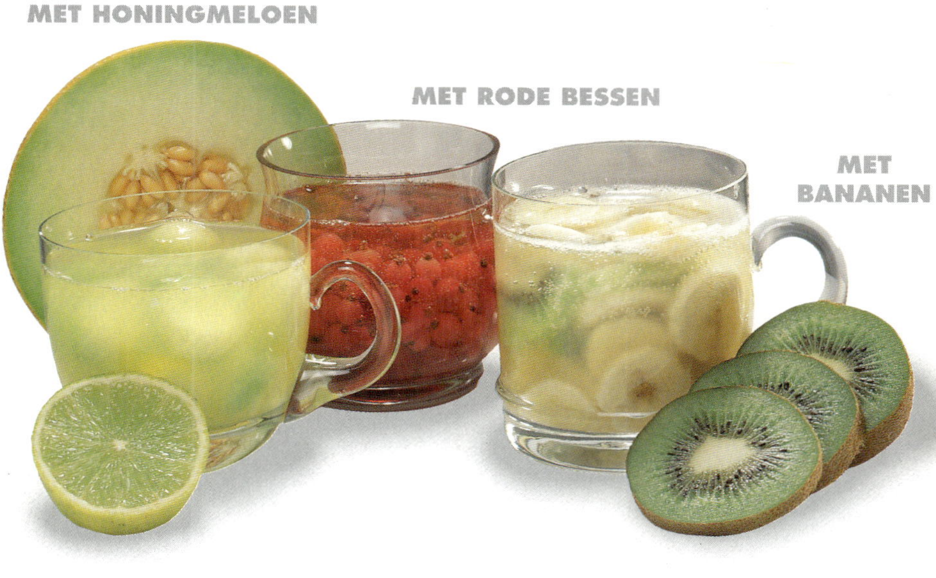

Kiwi-mango-bowl

■ Voor ca. 16 glazen

5 kiwi's, 1 mango
0,3 l kiwisap, 2 cl citroensap
2 flessen alcoholvrije witte wijn
1 fles alcoholvrije sekt

De kiwi's schillen en in plakken snijden. De mango schillen, in plakken van de pit losmaken en in blokjes snijden. De vruchten overgieten met het sap en een fles wijn. Ongeveer 2 uur in de koelkast laten staan en dan aanvullen met de rest van de wijn en de sekt.
(op de foto: linksboven)

Tip:
Mango's zijn pas echt lekker als ze licht terugveren wanneer er in gedrukt wordt. Dan verspreiden ze ook een aromatische geur.

Ananas-aardbeien-bowl

■ Voor ca. 14 glazen

1 middelgrote ananas
250 g aardbeien
2 cl citroensap
2 flessen alcoholvrije witte wijn
1 fles alcoholvrije sekt

De ananas in de lengte in achten delen. Het middelste stuk verwijderen. Het vruchtvlees met een scherp mes in blokjes uit de schil verwijderen. De aardbeien halveren en met de ananas in een schaal doen. Met citroensap besprenkelen en het geheel overgieten met een fles wijn. Minstens 2 uur laten staan. Vóór het serveren met de rest van de wijn en de sekt aanvullen.
(op de foto: rechtsboven)

Frambozen-bowl

■ Voor ca. 15 glazen

400 g frambozen
1/8 l frambozensap
schil van een onbehandelde citroen
2 flessen alcoholvrije witte wijn
1 fles alcoholvrije sekt

De frambozen en het sap in een schaal doen. De citroenschil fijn raspen en met een fles wijn over de frambozen verdelen. Ongeveer een uur in de koelkast laten staan. Vlak vóór het serveren de rest van de wijn en de sekt toevoegen.
(op de foto: linksonder)

Bonte meloen-bowl

■ Voor ca. 16 glazen

1 honingmeloen
1/2 watermeloen
1 Cantaloupe-meloen
sap van 1/2 citroen
1 fles alcoholvrije witte wijn
2 flessen alcoholvrije sekt

De meloenen halveren, ontpitten en het vruchtvlees met de bolletjessteker eruit halen. De meloenbolletjes met citroensap besprenkelen en met een halve fles wijn overgieten. Minstens een uur koud wegzetten. Met de rest van de wijn en de sekt aanvullen.
(op de foto: rechtsonder)

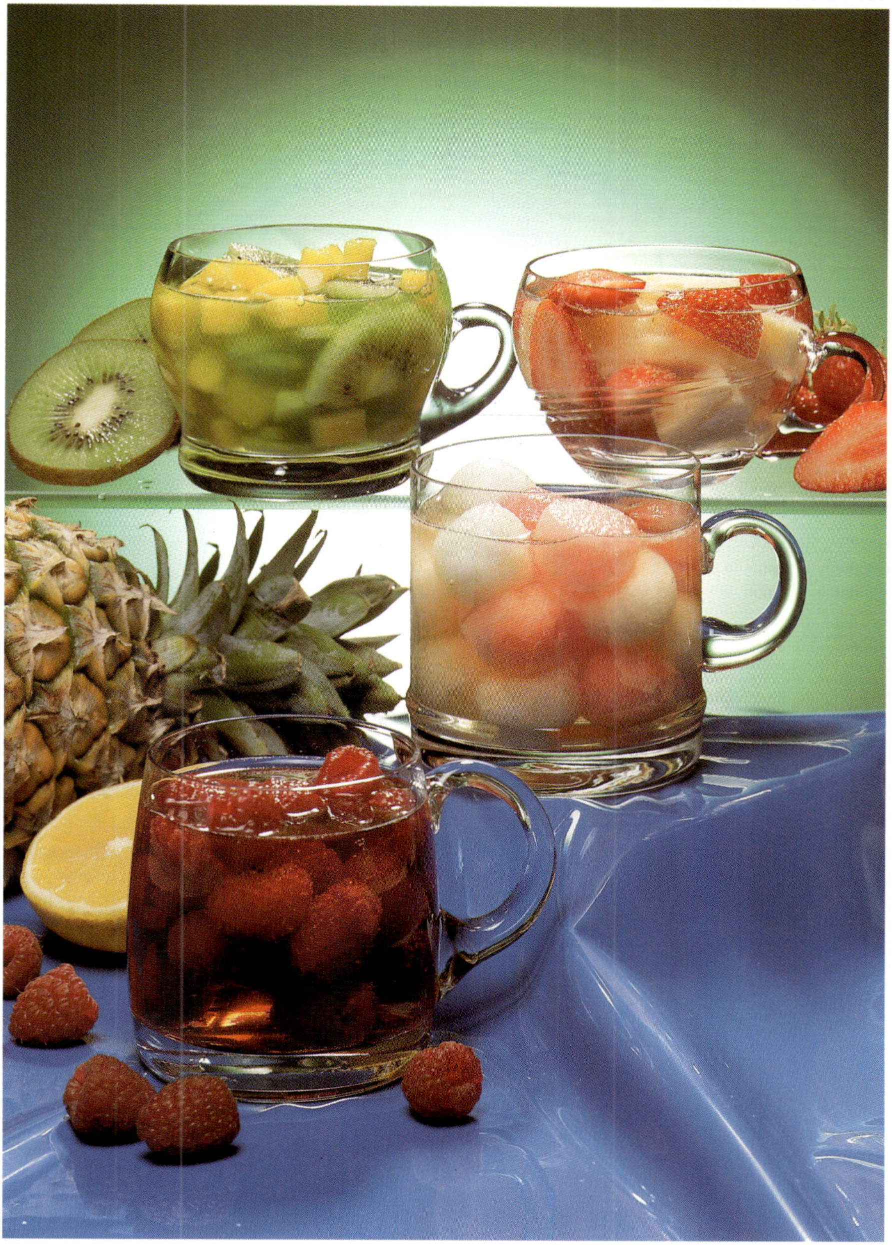

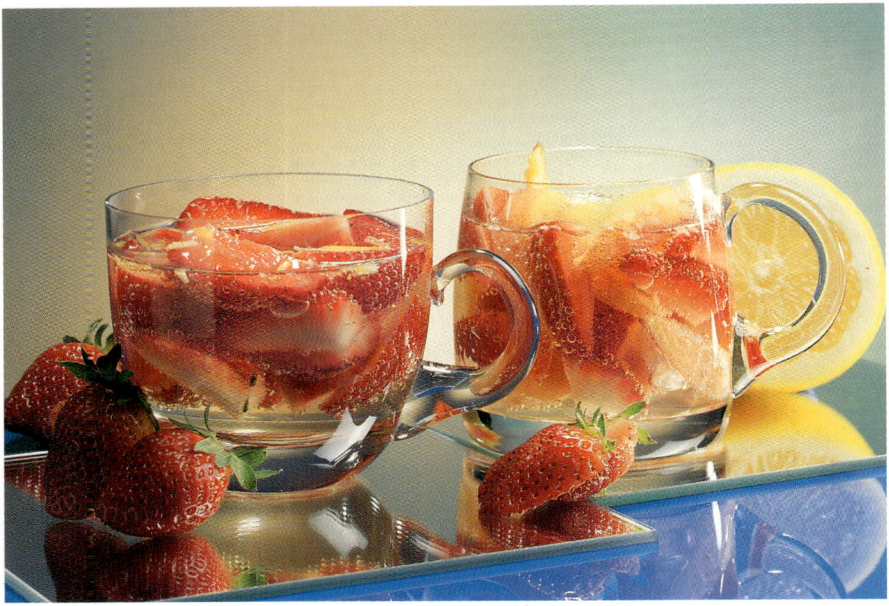

Aardbeien-bowl

■ Voor ca. 14 glazen

500 g aardbeien
1 TL geraspte citroenschil
2 flessen alcoholvrije wijn
1 fles alcoholvrije sekt

De aardbeien halveren of in vieren delen. Met de citroenrasp in een schaal doen en er een fles wijn aan toevoegen. Minstens 2 uur laten staan. Vóór het serveren de rest van de wijn en de sekt toevoegen.
(op de foto: links)

Aardbeien-perzik-bowl

■ Voor ca. 14 glazen

250 g aardbeien
750 g perziken, 2 cl citroensap
2 flessen alcoholvrije witte wijn
1 fles alcoholvrije sekt

De aardbeien halveren of in vieren delen. De perziken halveren, ontpitten en in dunne schijfjes snijden. De vruchten besprenkelen met citroensap en dan een fles wijn toevoegen. Minstens 2 uur afgedekt laten staan. De rest van de wijn en de sekt toevoegen.
(op de foto: rechts)

Tip:
Om de bowl te koelen, kan perziksap, eventueel met kleingesneden aardbeien, in blokjes ingevroren worden.

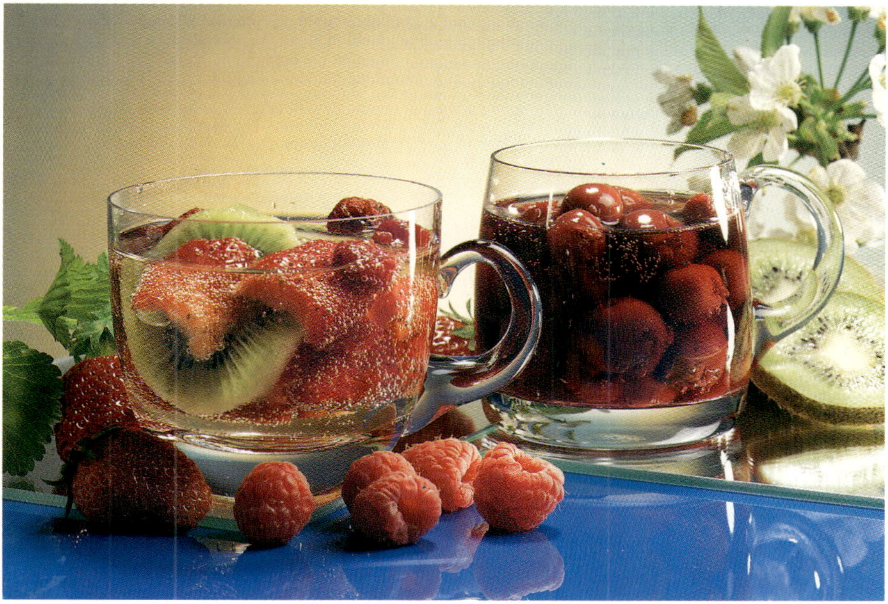

Aardbeien-frambozen-kiwi-bowl

Voor ca. 14 glazen

300 g aardbeien
250 g frambozen, 3 kiwi's
2 flessen alcoholvrije witte wijn
1 fles alcoholvrije sekt

De aardbeien halveren of in vieren delen. De kiwi's schillen, halveren en in plakken snijden. Met de andere vruchten in een schaal doen en er een fles wijn bij schenken. Minstens een uur koud wegzetten en dan de rest van de wijn en de sekt erbij schenken.
(op de foto: links)

Tip:
Wie van zoete bowl houdt, kan nog wat aardbei- of kiwisiroop toevoegen of halfdroge wijn gebruiken.

Kersen-bowl

Voor ca. 18 glazen

600 g kersen
0,5 l kersensap
1 fles alcoholvrije witte wijn
2 flessen alcoholvrije sekt

De kersen ontpitten, het kersensap en de wijn toevoegen en minstens een uur koud wegzetten. Vóór het serveren de sekt erbij schenken.
(op de foto: rechts)

Tip:
Bevestig ter garnering twee kersen aan de rand van het glas.

Exotische bowl

Voor ca. 15 glazen

1 baby-ananas
1 carambole
4 maracuja's
1/8 l mangosap
1 fles alcoholvrije witte wijn
2 flessen alcoholvrije sekt

De ananas in plakken snijden, het middelste stuk verwijderen. De plakken losmaken uit de schil en in blokjes snijden. De carambole in dunne plakken snijden. De maracuja's halveren, het vruchtvlees eruit lepelen, pureren en door een zeef wrijven. De vruchten overgieten met het mangosap en de wijn en minstens 2 uur koud wegzetten. Vóór het serveren aanvullen met de sekt.
(op de foto: linksboven)

Quickie bowl

Voor ca. 16 glazen

2 onbehandelde sinaasappels
2 onbehandelde citroenen
1 l sinaasappelsap
2 flessen alcoholvrije sekt

De citrusvruchten zorgvuldig wassen, de citroenen halveren, de sinaasappels in vieren delen. Het sap toevoegen en, al naargelang de beschikbare tijd, 10 tot 60 minuten koud wegzetten. Vóór het serveren aanvullen met de sekt.
(op de foto: rechtsboven)

Tip:
Deze bowl kan ook gekoeld worden met ijsblokjes van sinaasappelsap. Daarvoor is dan meer dan 1 liter sinaasappelsap nodig.

Sangria

Voor ca. 16 glazen

3 sinaasappels, 1 kg perziken
1 onbehandelde citroen
1/8 l sinaasappelsap, 1/8 l kersensap
3 stokjes kaneel
3 flessen alcoholvrije rode wijn

De sinaasappels schillen, het vruchtvlees in blokjes snijden. De perziken halveren, ontpitten en in blokjes snijden. De citroen wassen, halveren en in dunne plakjes snijden. De vruchten met het sap, de stokjes kaneel en een fles rode wijn minstens 2 uur koud wegzetten. Vóór het serveren de kaneelstokjes verwijderen en de bowl aanvullen met de resterende wijn.
(op de foto: linksonder)

Vruchtenbowl

Voor ca. 14 glazen

300 g fruit van het seizoen
3 bananen, 2 cl citroensap
1 fles alcoholvrije witte wijn
2 flessen alcoholvrije sekt

De vruchten, bij voorkeur aardbeien (gehalveerd of in vieren gedeeld), frambozen en bramen, in een schaal doen. De bananen pellen, in dunne plakjes snijden, ook in de schaal doen en met citroensap besprenkelen. De wijn toevoegen en het geheel minstens 2 uur koud wegzetten. Vóór het serveren aanvullen met de sekt.
(op de foto: rechtsonder)

Tip:
Wie de bowl nog zoeter wil, kan 2 eetlepels ahornsiroop toevoegen.

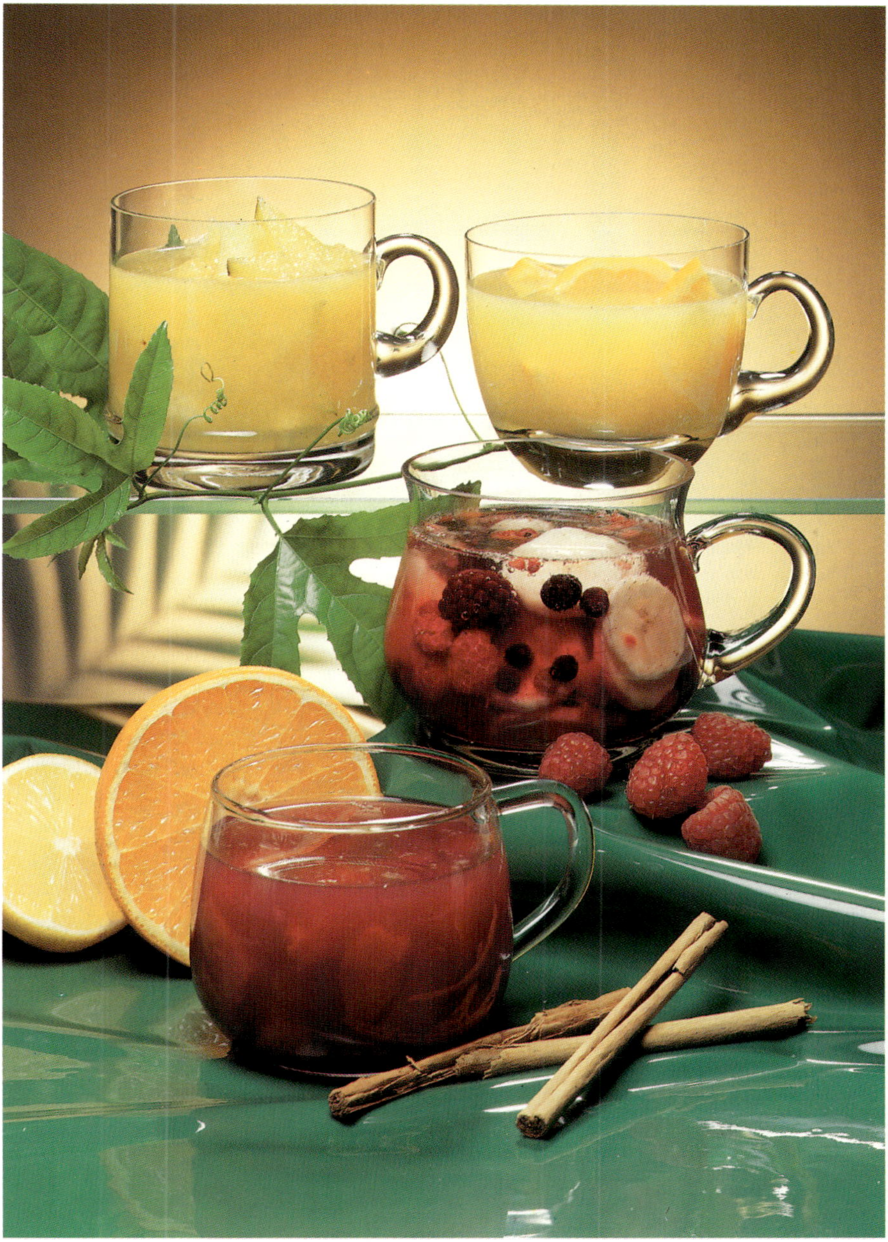

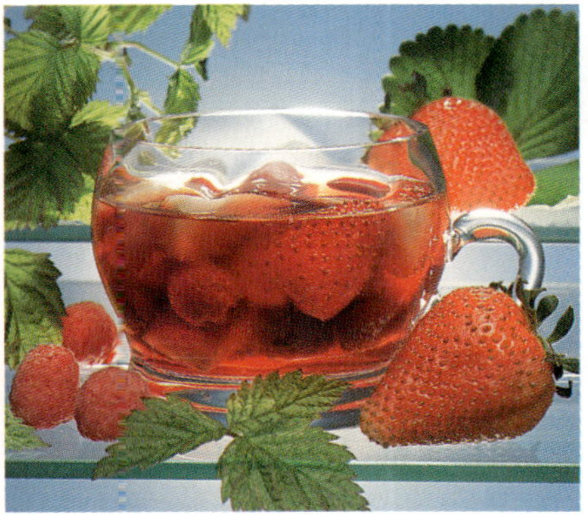

Rode bowl

Voor ca. 14 glazen

500 g aardbeien
150 g frambozen
2 flessen alcoholvrije rode wijn
1 fles alcoholvrije sekt

De aardbeien halveren of in vieren delen en samen met de frambozen en een fles rode wijn minstens 1 uur koud wegzetten. Vóór het serveren aanvullen met de rest van de wijn en de sekt.

Tip:
Wie van pikanter houdt, kan de aardbeien na het halveren bestrooien met wat zwarte peper en zo 20 minuten laten staan.

Variatie:
Groene peperkorrels op de aardbeien strooien en dit mengsel 2 uur wegzetten. De peperkorrels weer van de vruchten afspoelen en pas dan de frambozen toevoegen.

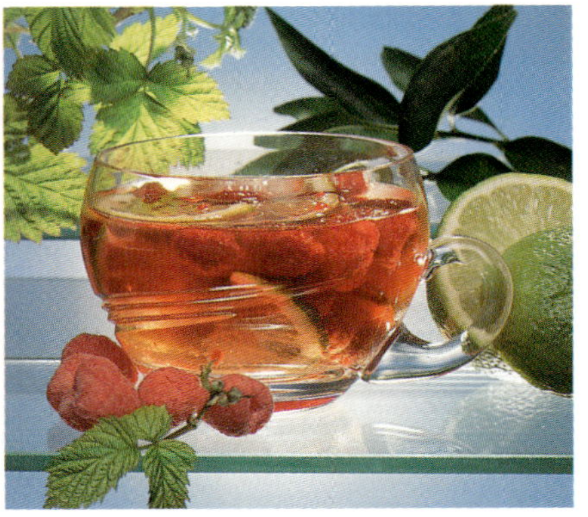

Limoen-frambozen-bowl

Voor ca. 14 glazen

2 limoenen
500 g frambozen
4 EL ahornsiroop
1 fles alcoholvrije witte wijn
2 flessen alcoholvrije sekt

De limoenen goed wassen, droogdeppen, in vieren delen en in dunne plakken snijden. Met de frambozen, de siroop en de wijn minstens een uur koud wegzetten. Vóór het serveren de sekt toevoegen.

Tip:
Deze bowl wordt nog veel fruitiger door het toevoegen van 1/4 l sinaasappelsap. Wie het iets zuurder wil, kan zeer droge wijn en sekt gebruiken.

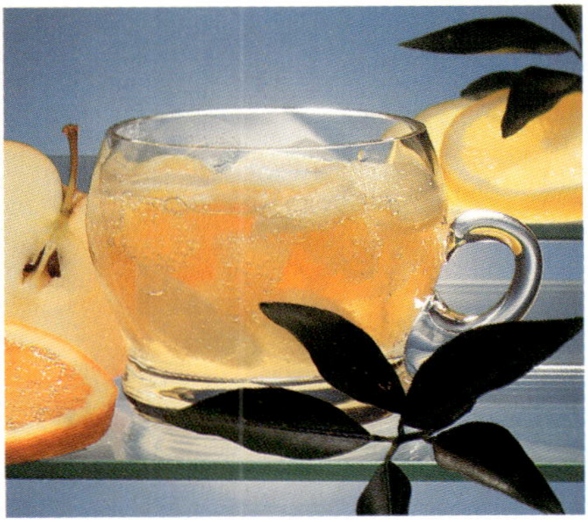

Bonte appel-bowl

Voor ca. 16 glazen

3 middelgrote appels
1 onbehandelde citroen
2 sinaasappels
2 bananen
2 peren
1/4 l appelsap
1 fles alcoholvrije witte wijn
2 flessen alcoholvrije sekt

De vruchten zorgvuldig wassen en droogdeppen. De appels in vieren delen, het klokhuis verwijderen en in dunne plakken snijden. De citroen halveren en in dunne plakken snijden. De sinaasappels pellen, het vruchtvlees in blokjes snijden. De bananen pellen en in plakjes snijden. De peren halveren, de pit verwijderen en ook in plakken snijden. Alle vruchten met het appelsap en de wijn overgieten en minstens 2 uur koud wegzetten. Vóór het serveren de sekt toevoegen.

Tip:
Voeg nog drie, goedgewassen en in vieren gedeelde, vijgen toe. Om de bowl te zoeten, kan ahornsiroop gebruikt worden.

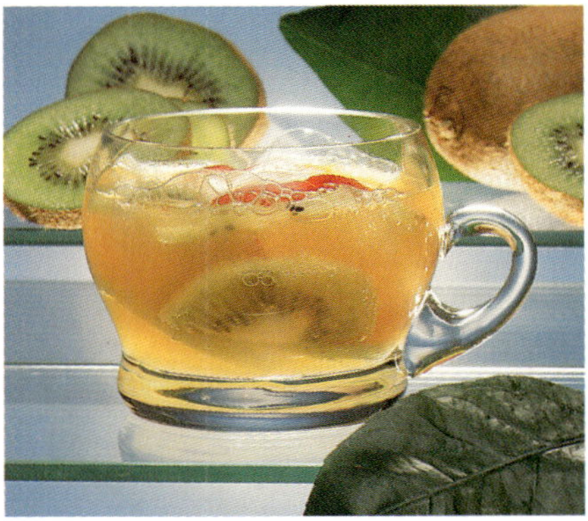

Nectarine-kiwi-bowl

Voor ca. 15 glazen

4 nectarines
3 kiwi's
1/8 l perziksap
1 fles alcoholvrije witte wijn
2 flessen alcoholvrije sekt

De nectarines wassen, halveren, ontpitten en in plakken snijden. De kiwi's schillen, halveren en ook in plakken snijden. Het perziksap en de witte wijn toevoegen en ongeveer 1 uur koud wegzetten. Dan de sekt erbij doen.

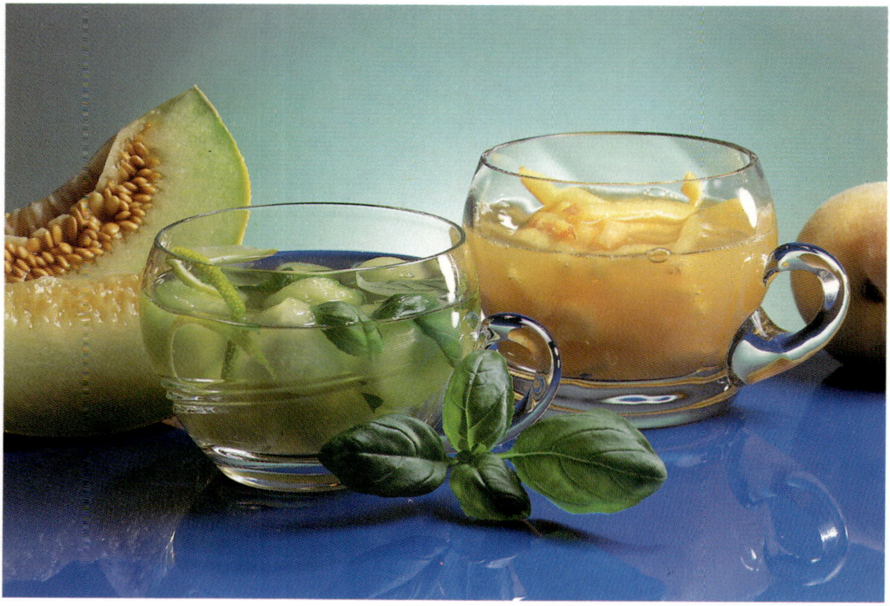

Groene bowl

Voor ca. 14 glazen

3 bosjes basilicum
1 netmeloen
limoenspiraal
1 fles alcoholvrije witte wijn
2 flessen alcoholvrije sekt

2 bosjes basilicum in een glazen schaal doen. De meloen halveren, ontpitten en met een bolletjessteker het vruchtvlees eruit lepelen. De wijn over de basilicum, de meloenbolletjes en de limoenspiraal toevoegen en ongeveer 3 à 4 uur koud wegzetten. De basilicum verwijderen. Van het derde bosje de blaadjes plukken en in de bowl strooien. Het geheel aanvullen met de sekt.
(op de foto: links)

Perzik-bowl

Voor ca. 15 glazen

2 kg perziken, liefst witte
1/8 l perziksap
2 flessen alcoholvrije witte wijn
1 fles alcoholvrije sekt

De perziken halveren, ontpitten en in dunne plakjes snijden. Het perziksap toevoegen. Een fles wijn erbij schenken en het geheel minstens 1 uur koud wegzetten. Vóór het serveren de overige wijn en de sekt toevoegen.
(op de foto: rechts)

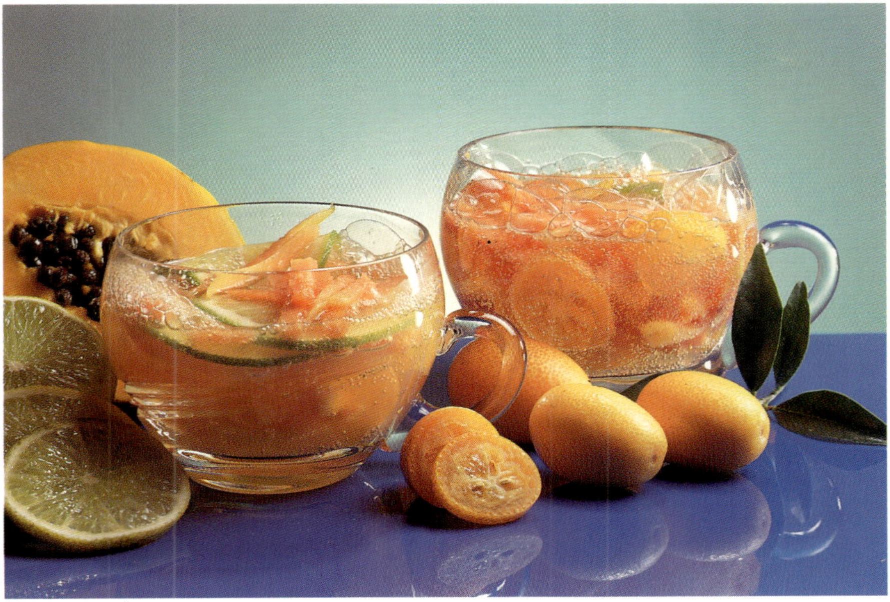

Limoen-papaya-bowl

Voor ca. 16 glazen

2 papaya's
2 limoenen
1/4 l mangosap
1 fles alcoholvrije witte wijn
2 flessen alcoholvrije sekt

De papaya's schillen, halveren, ontpitten en in dunne plakjes snijden. De limoenen goed wassen, droogdeppen, halveren en eveneens in plakjes snijden. Samen met het sap en de wijn ongeveer een half uur koud wegzetten. Vóór het serveren de sekt toevoegen.
(op de foto: links)

Bonte zomer-bowl

Voor ca. 14 glazen

200 g kumquats (dwergsinaasappelen)
100 g limoenen
1 papaya
4 EL ahornsiroop
1 fles alcoholvrije witte wijn
2 flessen alcoholvrije sekt

De kumquats en de limoenen goed wassen, droogdeppen en ieder in 4 plakken snijden. De papaya halveren, ontpitten, schillen en het vruchtvlees in dunne plakjes snijden. De vruchten zoeten met de ahornsiroop en een halve fles wijn toevoegen. Minstens 1 uur koud wegzetten. Vóór het serveren de rest van de wijn en sekt toevoegen.
(op de foto: rechts)

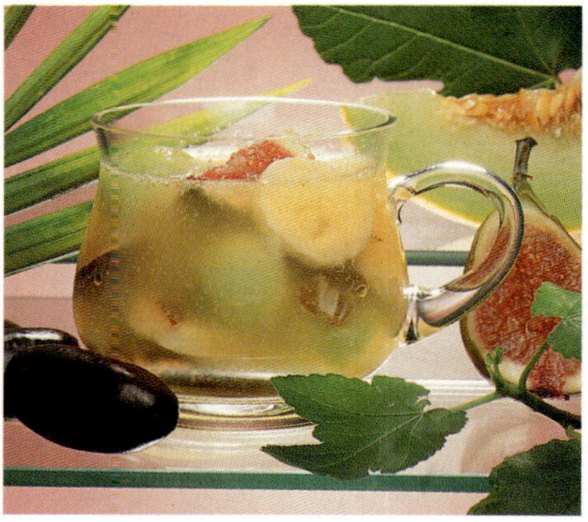

Vakantiedroom-bowl

Voor ca. 15 glazen

- 8 dadels
- 6 vijgen
- 1/2 netmeloen
- 2 bananen
- 2 cl citroensap
- 1/8 l mangosap
- 1 fles alcoholvrije witte wijn
- 2 flessen alcoholvrije sekt

De dadels ontpitten en in kleine stukjes snijden. De vijgen schillen en in vieren delen. De meloen ontpitten en met een bolletjessteker het vruchtvlees eruit halen. De bananen pellen en in plakjes snijden, besprenkelen met citroensap. Alle vruchten in een schaal doen en overgieten met het mangosap en de wijn. Minstens 2 uur koud wegzetten. Vóór het serveren de sekt toevoegen.

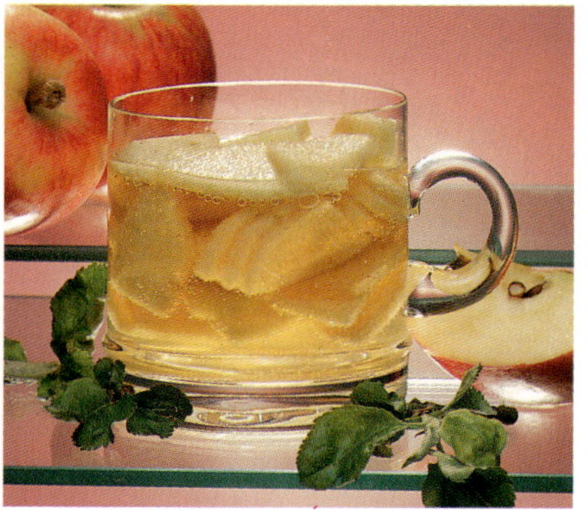

Appel-bowl

Voor ca. 16 glazen

- 1 kg appels
- 4 cl citroensap
- 1 l appelsap
- 2 flessen alcoholvrije wijn

De appels schillen, in vieren delen en het klokhuis verwijderen. Daarna in dunne plakjes snijden, met citroensap besprenkelen en het appelsap erbij schenken. Minstens een half uur koud wegzetten. Vóór het serveren de sekt toevoegen.

Tip:
Om het nog fruitiger te maken, kan er ook nog 1/4 l pere- of sinaasappelsap aan toegevoegd worden.

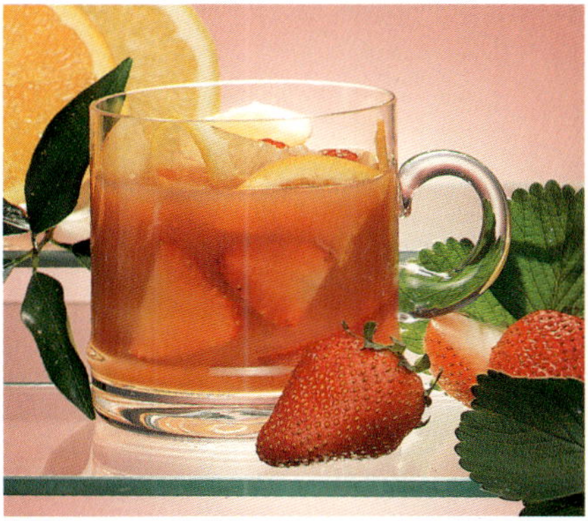

Vruchten-sangria

Voor ca. 14 glazen

4 onbehandelde sinaasappels
2 onbehandelde citroenen
3 perziken
2 nectarines
250 g aardbeien
sap van 1 citroen
1/2 l sinaasappelsap
1,4 liter rode druivesap

De sinaasappels en de citroenen zorgvuldig wassen, in dunne plakjes snijden en halveren. De schijfjes sinaasappels in vieren delen. De perziken en nectarines halveren, ontpitten en in dunne plakjes snijden. De aardbeien halveren of in vieren delen. Citroen- en sinaasappelsap over de vruchten schenken en 1 uur koud wegzetten. Vóór het serveren het druivesap erbij schenken en even omroeren.

Tip:
Voor een iets sprankelender resultaat, slechts 1 liter druivesap en ongeveer 1/2 liter mineraalwater toevoegen.

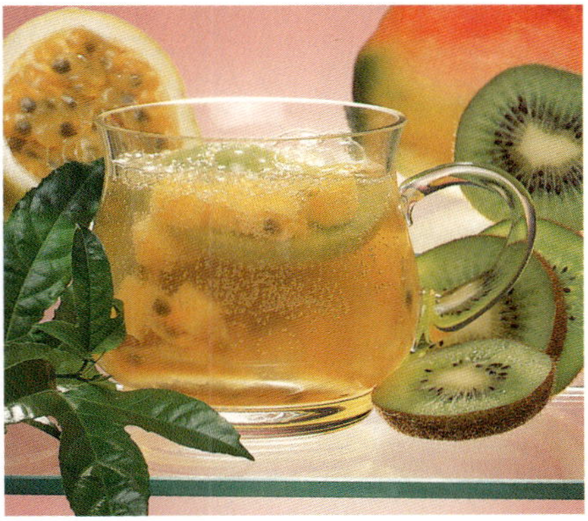

Mango-maracuja-kiwi-bowl

Voor ca. 16 glazen

2 mango's, 2 maracuja's
3 kiwi's
0,2 l mangosap, 3 cl citroensap
2 flessen alcoholvrije witte wijn
1 fles alcoholvrije sekt

De mango's schillen, in plakken van de pit halen en in blokjes snijden. De maracuja's halveren, het gelatine-achtige vruchtvlees met de pitten eruit lepelen. De kiwi's schillen, halveren en in plakken snijden. De vruchten overgieten met het mango- en het citroensap. Bovendien een halve fles wijn toevoegen en het geheel 3 uur koud wegzetten. Daarna de rest van de wijn en de sekt toevoegen.

Tip:
Het is het beste om de mango-vrucht rechtop te zetten en het vruchtvlees dicht bij de pit af te snijden. Het vruchtvlees zo insnijden dat er blokjes ontstaan die echter nog wel aan de schil vastzitten. De schil ombuigen en het vruchtvlees eruit halen.

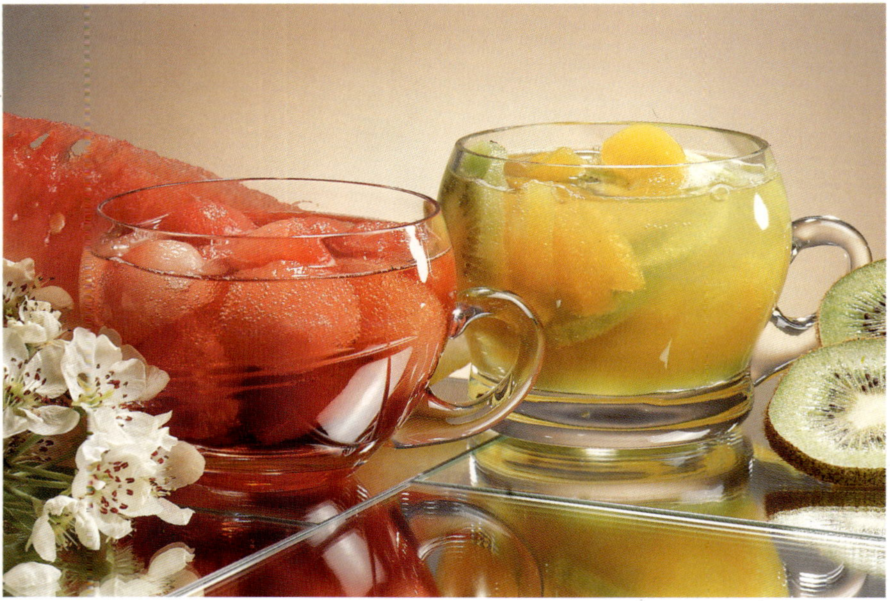

Bowl voor warme dagen

■ Voor ca. 16 glazen

1 middelgrote watermeloen
0,2 l alcoholvrij bitter
(b.v. kasbitter)
1 fles mineraalwater
2 flessen alcoholvrije, zeer droge sekt

De meloen halveren, zorgvuldig ontpitten en met een bolletjessteker het vruchtvlees verwijderen. Met het bitter overgieten en 1 uur koud wegzetten. Vóór het serveren het mineraalwater en de sekt toevoegen.
(op de foto: links)

Abrikozen-bowl

■ Voor ca. 15 glazen

1 kg abrikozen
2 kiwi's
1/8 l perzik- of abrikozensap
1 fles alcoholvrije witte wijn
2 flessen alcoholvrije sekt

De abrikozen halveren, ontpitten en het vruchtvlees in plakken of blokjes snijden. De kiwi's schillen, halveren en in dunne schijfjes snijden. Het sap en de wijn over de vruchten schenken. Minstens 1 uur koud wegzetten. Vóór het serveren de sekt toevoegen.
(op de foto: rechts)

Tip:
Voor een nog bonter resultaat: 250 g aardbeien toevoegen.

Receptenregister

Originele titel: *Vitamindrinks*

Deze uitgave door: Deltas, België - Nederland.
Nederlandse vertaling: E. Middelbeek
D-MCMXCIV-0001-44
NUGI 421